Nayeli Gonzalez Roblero

Estudo comparativo dos sistemas jurídicos mexicano e colombiano

ÍNDICE DE CONTEÚDOS

INTRODUÇÃO

O objetivo deste trabalho é descrever a investigação académica desenvolvida durante a minha estadia na Universidad Santo Tomas Medellín, Colômbia; assim, o tema proposto foi o seguinte: Estudo comparativo entre os sistemas jurídicos da Colômbia e do México, para a obtenção de indemnizações por danos causados a pessoas privadas de liberdade. Tem também como principal objetivo enriquecer o projeto de investigação da tese intitulada, violação do Direito Humano de Acesso à Justiça; reparação do dano no caso Anibal, que faz parte do Mestrado, da Universidade Autónoma de Chiapas, México.

A investigação proposta é altamente relevante para o sistema jurídico mexicano, uma vez que no Estado de Chiapas, México, as vítimas injustamente privadas da sua liberdade não dispõem, na prática, de instrumentos jurídicos eficazes para alcançar a proteção dos seus direitos humanos que foram violados em consequência da privação da sua liberdade. Com efeito, embora exista a Lei Geral das Vítimas, esta não é aplicável sob o único pretexto de não existir legislação que regule a indemnização dos danos patrimoniais e extrapatrimoniais causados pelo Estado no exercício do ius puniendi. E, embora o direito à indemnização esteja garantido na Carta Magna, bem como em convenções e tratados internacionais assinados pelo Estado mexicano, por outro lado, não existe um sistema de responsabilidade extracontratual do Estado, particularmente como foi concebido na Colômbia através da Constituição, da Lei e da Jurisprudência, com a intenção de alcançar o direito à indemnização pelos danos causados pelo Estado. No presente estudo, cita-se a partir de uma perspetiva jurídica da carga do mandato de acordo com a legislação que indica o caso particular, de acordo com a Constituição, a Lei, a jurisprudência e as Doutrinas, e assim conhecer os regimes aplicáveis que o México e a Colômbia têm. De acordo com o plano de trabalho da estadia, o seguinte texto é apresentado na Universidade de Santo Tomás, Medellín, Colômbia, que apenas se refere ao contexto jurídico do ónus do mandato que existe entre o México e a Colômbia e, assim, estabelecer os critérios que cada país tem de aplicar para o direito à indemnização.

PRÓLOGO

No âmbito desta reflexão académica, é importante ver as acções e omissões do mandato que causam danos e prejuízos, tanto imateriais como materiais, às pessoas privadas de liberdade. O estudo comparativo desta situação no México e na Colômbia oferece uma análise crítica da situação no México, como resultado de não ter o desenvolvimento legislativo e a estrutura judicial de acordo com esta necessidade; a Colômbia oferece experiência legislativa, doutrinal e jurisprudencial a este respeito.

Deve ficar claro que o Estado, sendo responsável pela produção do dano ilícito, e consequentemente, terá que proceder a uma reparação integral, numa perspetiva de direitos humanos, ou seja, que a indemnização não será apenas pelo dano produzido, que decorre da privação de liberdade, mas implica também o restabelecimento do status quo da vítima.

Capítulo 1

OS PRECEDENTES DA RESPONSABILIDADE DO ESTADO

1. México e Colômbia

No México, falar do sistema de responsabilidade do Estado significa identificar as principais regras e provar a sua justificação. Também é necessário incorporar o estatuto do princípio da responsabilidade do Estado e os antecedentes mais importantes, de acordo com (Pdrez, 2009). Partimos da regulação genérica da responsabilidade derivada de actos ilícitos, bem como da responsabilidade objetiva do Estado e dos seus órgãos e servidores, ou seja, antes da criação da Lei Federal de Responsabilidade do Estado, tomou-se como base o Código Civil Federal.

Em seguida, a fonte de responsabilidade do Estado é a estabelecida no artigo 1916, e faz referência ao dano moral, que enfatiza o efeito que uma pessoa pode sofrer em seus sentimentos, dignidade e aspectos físicos, ou na consideração que outros têm, é necessário apontar o (Codigo Civil Federal, 2016)[1] onde menciona a presunção de dano moral, e, portanto, viola ou prejudica a liberdade ou a integridade física ou psicológica da pessoa.

De acordo com o (Codigo Civil Federal, 2016), descreve ainda que "a ação ou omissão ilícita produz um dano moral e, com efeito, o responsável por ela terá a obrigação de repará-lo", mediante uma indenização em dinheiro de acordo com o dano material, tanto na responsabilidade contratual quanto na extracontratual e ressalta a obrigação de reparar o dano moral quem incorrer em culpa objetiva, bem como o Estado e seus servidores públicos, nos termos do presente Código. (Reformado no Decreto publicado no Diário Oficial da Federação em 10 de janeiro de 1994). Do texto acima, pode-se inferir que a intenção do legislador ao redigi-lo foi a de preservar o direito de personalidade, ou seja, garantir o gozo das faculdades e o respeito ao desenvolvimento da personalidade física e moral, através da proteção dos valores intrínsecos da dignidade humana.

Por conseguinte, as regras são essencialmente reiteradas em todos os códigos civis das trinta e duas entidades federativas da República[2] . Por outro lado, o Estado do México faz referência à culpabilidade do Estado em matéria de indemnização por danos morais e limites em actos ilícitos.

---

[1] De acordo com o Código Civil (2016), entende-se que quem pede uma indemnização por danos morais por responsabilidade contratual ou extracontratual deve provar cabalmente a ilicitude da conduta do réu e o dano causado por essa conduta.

[2] Por conseguinte, a indemnização por danos morais não é exigível ao governo, como nos casos de Aguascalientes, Baja California, Chiapas, Durango, Hidalgo, Michoacan, Nuevo Leon e Sinaloa, embora deva ser salientado que Torres Herrera explica nos seus textos que não existe legislação específica que regule o direito à indemnização, embora as vítimas nesta situação se encontrem num estado de indefesa, onde não há proteção para as suas garantias fundamentais.

Por outro lado, as leis de outros Estados, tais como: o Estado de Aguascalientes, o Estado da Baixa Califórnia, o Estado de Chiapas, o Estado de Durango, o Estado de Hidalgo, o Estado de Michoacan, o Estado de Nuevo Leon e o Estado de Sinaloa, excluem completamente o Estado do pagamento de indemnizações por danos morais. É na responsabilidade do Estado que a legislação de alguns Estados apresenta certas particularidades (Torres Herrera, 2004, p. 11). É eminentemente negativo que os Estados supracitados não estejam obrigados a responder ao pedido ou reivindicação de indemnização por danos morais por responsabilidade contratual ou extracontratual, sob o pretexto de que não existe lei que estabeleça o direito à reparação do dano.

Em seguida, refere que é de natureza solidária no caso de actos ilícitos, e coincide com o Código Civil Federal e os códigos civis de Baja California Sur, Coahuila, Distrito Federal, Guanajuato, Queretaro e Sinaloa.[3] Ora, a Carta Magna defende que o fundamento geral da responsabilidade patrimonial do Estado atingiu o mais alto nível normativo no México graças ao aditamento de um segundo parágrafo ao artigo 113. De acordo com Pdrez (2009), ele explica que devido a essa edição, a culpabilidade surge e considera uma atividade administrativa irregular, quando afeta os patrimônios dos indivíduos, portanto, aqueles que foram reconhecidos como tendo um direito público subjetivo configurado uma garantia individual, superando a tendência de regular a responsabilidade patrimonial.

No Diario Oficial de la Federación de 14 de junho (2002), foi publicado um decreto que acrescentou um segundo parágrafo ao artigo 113° da Constituição, que entrou em vigor a 1 de janeiro de 2004, na justificação das razões da reforma constitucional, onde se refere que o regime de responsabilidade subsidiária do Estado é arcaico, O "Código Civil Federal declara-se arcaico no que diz respeito aos danos causados por seus funcionários, e que, portanto, era necessário que tal responsabilidade passasse a ser objetiva e direta contra o Estado" (Suprema Corte de Justicia de la Nación, Tesis Isolada, 2005).

Agora então, a norma constitucional da Carta Magna de 2004, explicita o início de um novo direito dos indivíduos de obter indenização de acordo com a Lei, que foi estabelecida posteriormente e nos entes federativos é atribuído o poder de criar a legislação necessária de responsabilidade patrimonial do Estado, segundo Pdrez (2009) argumenta que essas práticas entraram em vigor até primeiro de janeiro de dois mil e nove.

De acordo com o segundo parágrafo do artigo 113° da Constituição, estabelece-se que a responsabilidade financeira do Estado pelos danos causados aos bens ou direitos dos particulares, derivados da sua atividade administrativa irregular, será objetiva e direta, e, por outro lado, a modificação constitucional foi afirmada nos postulados da teoria da lesão antijurídica, (Pdrez,

---

[3] Nos demais entes federados, a responsabilidade do Estado é apenas subsidiária, em todos os casos.

2009, pp. 13-38).

De acordo com o parágrafo anterior, Pdrez refere que a responsabilidade patrimonial do Estado, estabelecida no artigo 113º da Carta Magna, passou a ser objetiva e direta, derivando daí o direito público subjetivo dos particulares a requererem uma indemnização de acordo com as bases, limites e procedimentos previstos na legislação.

Além disso, existe a Lei Federal de Responsabilidade Patrimonial do Estado, e foi anunciada no Diário Oficial da Federação em 31 de dezembro de 2004, e entrou em vigor em 1 de janeiro de 2005, o referido mandato legal, regulamenta o segundo parágrafo do artigo 113 da Carta Magna, e acrescenta quais são as entidades públicas federais, que podem gerar a responsabilidade patrimonial do Estado e o regime de responsabilidade patrimonial para obtenção do direito à indenização, e ainda indica que caberá à Justiça Federal Fiscal e Administrativa os procedimentos sobre a matéria (Pdrez, 2009, pp. 1438)[4]

Ora, de acordo com a Carta Magna de 2005, o princípio da supremacia constitucional foi reformado em seu artigo 113, parágrafo segundo, e entende-se que o parlamentar fez as normas de regência da matéria, podendo o Estado cumprir a lei. Tendo em vista que as condutas administrativas irregulares decorrem da responsabilidade patrimonial do Estado e foi generalizada na responsabilidade civil, derivada de atos ilícitos, prevista de forma genérica na legislação civil.

Segundo Hector, (2006) apesar da inclusão da responsabilidade civil objetiva e direta na Carta Magna e na Legislação Federal de Responsabilidade Patrimonial do Estado, interpreta-se que as pessoas que sofram danos, sem obrigação legal de os suportar, também nos seus bens e direitos devido à atividade administrativa irregular do Estado, podem requerer o direito à indemnização, tendo apenas que demonstrar que não existe base legal de justificação para legitimar o dano. É necessário sublinhar como tem sido difícil desenvolver o sistema de responsabilidade patrimonial do Estado no México, devido ao exercício falhado da função administrativa no sistema jurídico, à medida que aumenta a presença do Estado na sociedade; e também aos problemas complexos que devem ser tratados pela autoridade, em matéria administrativa, (Torres Herrera, 2004).

Colômbia

No que diz respeito à evolução da responsabilidade do Estado, é necessário destacar as diferentes etapas que transcenderam, e que também podem ser abordadas a partir de um olhar no tempo, com ênfase na análise anterior à entrada em vigor da Carta Magna de 1991 e outra após a entrada em vigor da Constituição Política; Nesta Carta, o primeiro precedente explica a responsabilidade indicada pela

---

[4] O regime jurídico em matéria administrativa estabelece os procedimentos e a base do direito de indemnização para aqueles que, sem obrigação legal de os suportar, sofram danos nos seus bens e direitos em resultado de uma atividade administrativa irregular do Estado.

Corte Suprema de Justiça e admitida pelo Conselho de Estado, e o segundo precedente explica o estudo da responsabilidade do Estado colombiano, no que diz respeito ao artigo 90, que especifica a Constituição de 1991. Também se menciona que "desde o século XIX a Corte Suprema mostrou competência em matéria de responsabilidade do Estado na Constituição de 1886" (Rivera Villegas, 2003), por outro lado, o Conselho de Estado explica a questão da responsabilidade do Estado e a declaração de nulidade, (Nader Orfale, 2010, p. 9).

Da mesma forma, Nader Orfale, (2010), salienta que foi a partir de 1964 que a expedição do decreto 528 foi transferida para a jurisdição administrativa contenciosa para a jurisdição geral sobre a questão da responsabilidade do Estado, à semelhança da opinião de Pinzon, (2016), apenas questões de direito privado, por isso foi necessário dividir o estudo da responsabilidade declarada pelo Supremo Tribunal de Justiça e a declarada pelo Conselho de Estado.

No entanto, "acordos extraordinários da sentença de 1898, onde foram acordadas as diretrizes universais de responsabilidade no Código Civil" (Saavedra, Ordonez, 2015). Além disso, destaco nas normas que regulavam a responsabilidade do Estado dos indivíduos que a fundação é baseada pelo Tribunal, pois era a jurisdição comum e conhecida para abordar os conflitos que surgiram (Pinzon Munoz, 2016). Em minha opinião, entende-se que a aplicação da teoria da responsabilidade vicária como argumento foi para demonstrar a responsabilidade das pessoas jurídicas.

De acordo com o exposto, ficou demonstrado que o Estado era responsável pelos actos dos seus agentes quando estes não fossem adequados ou quando não exercesse uma vigilância rigorosa sobre os seus actos. Assim, o Supremo Tribunal Federal revelou os conceitos básicos da responsabilidade vicária e abraçou a teoria da responsabilidade direta, que tinha como base o Código Civil, ao passo que ficou demonstrado que a partir do acórdão de 1993[5] segundo Pinzon, (2016) que exalta a responsabilidade vicária o Supremo Tribunal Federal.

De igual modo, o Tribunal explicou a responsabilidade extracontratual do Estado na falha do serviço, em que o indispensável era a falha da administração enquanto tal e não a culpa pessoal do agente, pelo que passava para um plano supletivo; pois o Estado era chamado a reparar os danos (Rivera Villegas, 2003, p. 17).

Também o Supremo Tribunal de Justiça contribuiu para a responsabilidade do Estado no início, começou a declarar com base na norma, com o tempo passou a tratar especificamente da matéria

---

[5] Explica ainda a teoria baseada na culpa in eligendo e na culpa in vigilando, que colocou a responsabilidade indireta do Estado pelo mau funcionamento dos serviços públicos no campo da responsabilidade civil, (...), no entanto, este tipo de responsabilidade não corresponde exatamente à responsabilidade civil extracontratual das pessoas colectivas de direito público, mas sim, nestes casos, não há uma debilidade de autoridade ou ausência de vigilância e cuidado que surja devido à atuação de terceiros, entende-se de acordo com os argumentos constitucionais.

com os princípios de direito privado, que foram os pilares para desenvolver a responsabilidade do Estado[6] . Assim, a responsabilidade foi declarada pelo Conselho de Estado e atribuiu-se à Jurisdição Contenciosa Administrativa a competência para conhecer dos litígios em matéria de responsabilidade da Administração. (Rivera Villegas, 2003, p. 18).

Conseqüentemente, a jurisprudência administrativa de (1991), explica que houve um avanço nos diferentes regimes de responsabilidade, por isso é necessário observar o que diz o artigo 90 da Carta Magna para saber se realmente houve uma mudança substancial no que se diz sobre a responsabilidade do Estado. Por outro lado, Riveras, (2003) argumenta que foram apresentados vinte e seis projetos à Assembléia Nacional Constituinte, referentes à responsabilidade do Estado, mas nem todos foram considerados como princípios, já que muitos deles não estavam voltados para essa questão, pois "a introdução de um artigo referente à responsabilidade direta e objetiva do Estado era obviamente necessária" (Rivera Villegas, 2003). (Rivera Villegas, 2003, p. 20).

A Carta Magna em seu artigo 90 de 1991, ressalta que tem argumento no conceito de dano, e o define como o prejuízo patrimonial que atinge uma pessoa, na medida em que ela não tem o dever jurídico de suportá-lo. Por outro lado, "o constituinte baseou-se na responsabilidade do Estado e no princípio objetivo da ilicitude, o essencial é a existência de um dano ilícito causado, ao contrário da teoria subjectiva, onde o importante era o dano ilícito causado"[7] . (Rivera Villegas, 2003, p. 22).

Desde a emissão da Carta Magna de 1991, e o atual artigo 90[8] , indica a obrigação do Estado de indemnizar, e de acordo com as ideias determinadas por (Gomdz Sierra, 2010), que o preceito legal se baseia nas fontes da responsabilidade extracontratual do Estado. Consequentemente, (Rivera Villegas, 2003, p. 23) afirma que o fundamento da responsabilidade patrimonial se aplica ao dever do Estado de proteger e garantir a proteção efectiva dos direitos humanos, na medida em que estes não podem ser violados por danos e prejuízos que alterem a igualdade dos cidadãos perante os encargos públicos.

Também, é necessário salientar que um dos "precedentes mais significativos que deram origem à responsabilidade do Estado foi a sentença branca[9] declarada em França pelo Tribunal de Conflitos de

---

[6] Da mesma forma, explica-se que a responsabilidade do Estado não pode ser estudada e decidida com base nas normas civis que regulam a responsabilidade extracontratual, mas sim com princípios e doutrinas do direito administrativo em relação às diferenças substanciais que existem entre este e o direito civil, de acordo com as matérias que regulam ambos os direitos, a fim de prosseguir.

[7] Da mesma forma, entende-se a análise feita por Rivera, (2003), o regime que se expõe em matéria de responsabilidade patrimonial do Estado, não se limita ao seu fundamento a nível constitucional, mas incorpora também os novos critérios na matéria, Resolve também a situação que hoje em dia se argumenta como insuficiência da falha no serviço público, bem como as actuais formas e casos de responsabilidade patrimonial, bem como o caso da responsabilidade por danos especiais.

[8] De igual modo, a Constituição Política de 1991, no seu artigo 90º, estabelece que o governo deve responder patrimonialmente pelos danos ilícitos causados pelo seu poder.

[9] A decisão é importante na medida em que abre caminho a uma jurisdição especial para julgar as acções do Estado.

1873" (Hector, 2006, p. 14). 14), o fundamento da responsabilidade extracontratual do Estado é limitado a partir do princípio da responsabilidade civil, por referência ao Código Napoleónico, já que, para iniciar a estruturação de um regime específico de responsabilidade do Estado, considera-se que o acórdão foi uma forma de a jurisprudência estabelecer regras diferentes das do Código Civil para responsabilizar o Estado pelas suas acções ou omissões, regras essas que serão diferentes das aplicáveis aos particulares. De igual modo, "a evolução jurisprudencial consiste em diferentes regimes que adaptaram a conceção da responsabilidade do Estado social ao Estado de direito e que este deve responder também por todos os danos" (Meneses Mosquera, 2000).

Assim, na "primeira fase foi a evolução da jurisprudência francesa sobre a responsabilidade do Estado e o Código Civil" (Hector, 2006, p. 16). Refere-se que dentro deste regime a culpa do agente presume a pessoa colectiva, esta ideia corresponde à diferença que se desenvolveu na responsabilidade civil em relação à responsabilidade in eligendo in vigilando, tendo-se então desenhado duas teses fundamentais a responsabilidade direta e a responsabilidade indireta. Hector, (2006) refere em que é que isto consistia:

Em primeiro lugar, a responsabilidade indireta

Em primeiro lugar, foi o primeiro a reconhecer as pessoas colectivas, tanto privadas como públicas, com base na culpa do funcionário ou agente da pessoa colectiva em caso de danos causados a terceiros no exercício das suas funções.

Também Hdctor, (2006) defende na tese principal a ideia de que uma pessoa colectiva tinha a obrigação de escolher os seus agentes e de os vigiar cuidadosamente, de tal modo que estes, incorrendo em culpa no exercício dos seus cargos, afectavam a pessoa colectiva considerando que esta também incorria em culpa, quer na culpa in eligendo, que significa, culpa na escolha, quer na culpa in vigilando, entenda-se na culpa na vigilância. (p. 18).

Segundo o ilustre Nader, (2010) na sua opinião, explica que a declaração se baseou no direito civil (...) onde se baseia a responsabilidade indireta dos direitos de outrem. Pelo contrário, a jurisprudência colombiana de 1898 não reconhecia a responsabilidade das pessoas morais de direito privado ou público, entendendo-se que nem o código de Bello, nem outra legislação do século anterior reconheciam a responsabilidade.[10]

Em segundo lugar, a responsabilidade direta.

Entretanto, a jurisdição ordinária e civil, após a sua aplicação da tese da responsabilidade vicariante

---

[10] Como resultado, o mais alto tribunal de justiça administrativa apresentou a evolução da responsabilidade do Estado colombiano, através da jurisprudência do Conselho de Estado e da Terceira Câmara de Litígios Administrativos, com a apresentação do magistrado Jorge Valencia Arango.

passou a ser censurada por diferentes sectores da sociedade jurídica, por outro lado (Nader Orfale, 2010, p. 5), aponta vários contraditores que apresentam os argumentos para a sua desaprovação da tese e da escolha, de acordo com as seguintes ideias apresentadas:

1) Entretanto, o conceito de in eligendo tinha a sua oposição, pois nem todos os funcionários eram escolhidos pelo Estado, pelo contrário, havia alguns que eram impostos pelos associados, como os eleitos pelo povo.

2) Não sendo possível fazer a rutura entre o Estado e os seus agentes, uma vez que o primeiro, nas suas diversas formas de atuação, se materializava necessariamente através dos segundos, o Estado era diretamente responsável pelos efeitos das suas acções.[11]

De acordo com o exposto, os tribunais superiores do nosso órgão jurisdicional começaram a construir os fundamentos da teoria da responsabilidade direta, especificamente designada por responsabilidade por actos próprios.

Neste sentido, o Supremo Tribunal de Justiça afirmou que a responsabilidade civil por actos ilícitos não se aplica apenas à pessoa singular, mas também à pessoa colectiva pelos actos dos seus legítimos e plenos representantes no exercício das suas funções. Assim, os representantes da pessoa colectiva, ao exercerem as suas funções e poderes, realizaram actos lesivos dos interesses e, sobretudo, dos bens de outrem, uma vez que estão obrigados a reparar os danos. Consequentemente, Nader Orfale, (2010), acrescenta que as pessoas colectivas são responsáveis pelos actos praticados pelos seus agentes no exercício da sua função ou cargo.

O Supremo Tribunal de Justiça, que até 1964 era competente para apreciar esse tipo de processo, e, portanto, modifica o critério da responsabilidade indireta e, finalmente, afirma que a responsabilidade do Estado é direta, aludindo não mais à Carta Magna de 1886, mas à Constituição de 1991, então a teoria da falha do serviço é o principal fundamento da responsabilidade financeira do Estado, (Nader Orfale, 2010, p. 6). 6) Por outro lado, é necessário destacar os precedentes mantidos pelo Conselho de Estado, num primeiro momento, a jurisprudência sustentou a posição de irresponsabilidade estatal por atos de natureza jurisdicional.

Consequentemente, surgem os primeiros passos para a criação de uma nova teoria, uma vez que esta se basearia numa forma diferente de responsabilidade do Estado, e a sua análise assentaria num julgamento da atuação da administração (Maryse, 2010).

Teoria da avaria ou da falha do serviço.

---

[11] No segundo argumento, a pessoa colectiva e os seus agentes passaram a ser considerados como um corpo único, pelo que a culpa dos seus agentes correspondia à culpa do próprio Estado e, consequentemente, manteve-se o direito civil como base, mas neste caso o ponto de partida foi o artigo 2341º.

De acordo com as condições anteriores na Colômbia, foi estabelecida uma tese, que se baseou na teoria do serviço público e que também foi encontrada na Europa no período pós-guerra, chamada de teoria da falta ou falha no serviço, Nader (2010) explica a imputação que consistia em uma pessoa pública não agir quando deveria tê-lo feito em um determinado caso.

De acordo com a jurisprudência do Conselho de Estado, esta demonstra que os serviços prestados pela nação ou por qualquer outra entidade de direito público falham "dando origem, em primeiro lugar, à declaração de responsabilidade e, em segundo lugar, à condenação ao pagamento de indemnizações" em qualquer momento em que sejam prestados com deficiência ou em que seja infligido um dano a uma pessoa" (Nader Orfale, 2010, p. 8), ou seja, quando o Estado fragmenta o quadro de encargos públicos submetidos aos residentes da Colômbia.[12]

Por conseguinte, é mencionada a fonte comum da responsabilidade do Estado:

1. Falta ou deficiência do serviço, por omissão, atraso, irregularidade, ineficiência ou ausência de serviço, quando a falta ou deficiência não seja imputável ao agente administrativo, mas sim ao serviço ou à administração anónima.
2. Isto implica que a administração tenha agido ou deixado de agir, excluindo assim os actos do agente, que estão fora do serviço.
3. Por conseguinte, um dano implica a lesão ou perturbação de um bem protegido pelo direito administrativo, instruído com as características gerais do direito privado para os danos indemnizáveis.
4. A relação de causalidade entre a falha da administração e o dano, pelo contrário, uma vez demonstrada a falta ou falha do serviço, não haverá lugar a indemnização.

De igual modo, a aplicação do direito público é consagrada em matéria de responsabilidade administrativa através da teoria da culpa ou da falta de serviço, e "constituiu, em consequência, o fundamento primordial da responsabilidade do Estado até à entrada em vigor da Constituição de 1991" (Nader Orfale, 2010, p. 9), enquanto a Constituição Política de 1991 fornece à sociedade jurídica um novo critério de definição da responsabilidade do Estado através do conceito de dano ilícito.

Assim, a teoria da culpa ou da falha do serviço tem a sua base no direito francês, enquanto o dano ilícito é constituído no direito espanhol e o apoio constitucional encontra-se na Carta Magna colombiana e, por outro lado, "a ilicitude do dano como critério para estabelecer a responsabilidade

---

[12] Também, através de um formulário de jurisprudência, o mais alto Tribunal de Litígios Administrativos elaborou alguns aspectos para formar a responsabilidade do Estado, com base na teoria da culpa, falta ou falha de serviço, ou seja, quando o Estado está no desenvolvimento das suas funções incorre na chamada falta ou falha de serviço, uma vez que se refere a omissões e acções administrativas.

do Estado tem a sua base no artigo 90.º da Constituição Política", (Nader Orfale, 2010, p. 10).

De acordo com o artigo 90.º da Constituição, que estabelece que o Estado é responsável pelos bens resultantes de danos ilícitos por ele causados, entende-se que a noção de dano ilícito delimita o conceito de lesão de um interesse patrimonial legítimo, na medida em que o lesado não tem a obrigação legal de o suportar; Para que a culpabilidade por um dano ilícito seja estabelecida, são necessárias duas condições: a existência de um dano ilícito e que este dano seja imputável a uma pessoa de direito público, pelo que as condições constituem elementos da culpabilidade na teoria.

Por outro lado, o Tribunal Constitucional e o Conselho de Estado construíram o processo de argumentação jurisprudencial que, na medida em que exprimem o apoio à teoria do dano ilícito como fundamento da responsabilidade do Estado; a partir das abordagens cuja margem delimitam na própria essência da ilicitude, incluíram elementos de natureza normativa, que acompanham os princípios e valores constitucionais e que contribuem também para a literatura sobre o modelo de responsabilidade[13] . (Nader Orfale, 2010, pág. 11).

De acordo com os instrumentos jurisprudenciais e doutrinários acima mencionados, pode-se indicar que a responsabilidade baseada no dano ilícito constitui um avanço no reconhecimento dos direitos e garantias de cada indivíduo, cujo desenvolvimento se concentra no âmbito nacional, (Flores Trujillo, 2010), e, por outro lado, a Constituição Política de (1991), enfatiza a responsabilidade do Estado artigo 90 e é elevada à categoria constitucional "derivada dos danos antijurídicos que são imputáveis ao Estado causados pela ação ou omissão das autoridades" (Maryse, 2010, p. 30), e a interpretação da Constituição de (1991), enfatiza a responsabilidade do Estado artigo 90 e é elevada à categoria constitucional "derivada dos danos antijurídicos que são imputáveis ao Estado causados pela ação ou omissão das autoridades" (Maryse, 2010, p. 30), e a interpretação da responsabilidade do Estado baseia-se no princípio de que o Estado é responsável pelos danos causados pela ação ou omissão das autoridades. 30), sendo que a interpretação desta norma aponta particularmente para a privação injusta da liberdade, por outro lado o Conselho de Estado, Terceira Secção, acrescenta que a responsabilidade advinha da definição do dano ilícito, ou seja, "quando a pessoa detida tinha o dever jurídico de suportar tal privação, independentemente da ilicitude da decisão que lhe serviu de fundamento, contudo esta interpretação veio a ser conhecida anos após a regulamentação" (Acórdão, 14408, 2006).

Por outro lado, a primeira regulamentação legal da culpabilidade do mandato por actos administrativos irregulares, destinada a pessoas privadas de liberdade, o Decreto-Lei 2700 de 1991, entrou em vigor em 2001. Então, "no ano de 1994, a linha jurisprudencial começou a ser estabelecida

---

[13] O Conselho de Estado, no artigo 90º da Constituição, enuncia um princípio geral de responsabilidade pecuniária do Estado que abrange tanto a responsabilidade contratual como a extracontratual e deduz que estes são dois elementos indispensáveis para a declaração da responsabilidade pecuniária do Estado.

pelo Conselho de Estado, que é considerado em seus julgamentos como um julgamento de marco, e uma primeira interpretação é manifestada no julgamento fundador"[14] (Gutidrrez, 2017), e posteriormente no julgamento de 1992 e no julgamento de 1994 (Flores Trujillo, 2010)". Deve-se sublinhar que os avanços mais recentes na responsabilidade do Estado por privação injusta de liberdade são declarados na Sentença 11368 de 2006", (Maryse, 2010, p. 33) entende-se que a intervenção do governo é a primeira base para torná-lo responsável pelos danos causados por suas ações ou omissão de serviços públicos.

Em relação ao artigo 90 da Carta Magna (1991), o governo assumiu a responsabilidade pelos danos ilegítimos causados por ações e omissões administrativas irregulares e, com efeito, passou a assumir a culpa e o mandato, manifestando assim a Terceira Seção que desloca o problema da culpa da conduta administrativa e do funcionamento irregular do serviço público.

De acordo com o artigo 90° da Constituição (1991), este explica que:

1. Estabelece uma forma de responsabilidade institucional que cobre os danos causados por qualquer autoridade pública.
2. Também um dano ilícito resultante de uma falha de serviço.
3. Por último, deve ser imputável, por ação ou omissão, à autoridade pública.

Por outro lado, em relação à "Sentença Blanco Bananero de 1976, originou a evolução da responsabilidade direta e indireta, até ao conceito de falha de serviço, responsabilidade estrita, responsabilidade sem culpa" (Celemin, Reyes & Roa, Valencia, 2004, p. 5), também Hector, (2006), argumenta sobre as questões da responsabilidade extracontratual do Estado desde a sua criação até ao seu desenvolvimento.

Responsabilidade civil (culpa). Falha de serviço, nexo de causalidade e danos[15].

No que diz respeito ao dano, este é entendido como prejuízo ou detrimento que uma pessoa sofre e que pode ser patrimonial ou extrapatrimonial. Por outro lado, Hector, (2006), afirma que o dano deve reunir determinadas características para gerar responsabilidade, ou seja, o dano deve ser certo, pessoal, ilícito e economicamente quantificável. Ou seja, o dano ilícito, salienta a pessoa

---

[14] Entende-se por sentenças marcantes aquelas em que o Tribunal Constitucional procura definir com autoridade o direito constitucional; Estas sentenças originam mudanças dentro da linha, e o poder que o Tribunal tem de retocar sentenças anteriores, ou seja, de acordo com o estudo e análise das questões reais que os juízes constitucionais apresentam, estabelecem critérios, por outro lado, por sentença dominante, explica-se que são geralmente sentenças declaradas nos anos 1991-1992, o Tribunal aproveita os seus acórdãos de primeira revisão para fazer interpretações poderosas e amplas dos direitos constitucionais, ou seja, são esses acórdãos que contêm critérios actuais e dominantes, com efeito, o Tribunal Constitucional resolve os conflitos de interesses no âmbito de um determinado ato constitucional.

[15] Pelo exposto, verifica-se que os conceitos de via de facto e de funcionamento administrativo são opostos. Diz-se que a atuação da administração deve ser irregular, uma vez que o regime se baseia fundamentalmente no insucesso do serviço, não obstante o disposto no artigo 90° da atual Constituição Política.

que sofre o dano e não está no dever jurídico de o suportar; o prejuízo que é causado pela ação ou omissão da administração não está abrangido por uma causa de justificação dos impostos, em suma o dano é estimado economicamente para efeitos da indemnização (p. 28). Da mesma forma o nexo causal, segundo Meneses Mosquera, (2000), explica que deve existir uma relação de causalidade entre a conduta da administração e o dano produzido, de tal forma que este último seja consequência da primeira, a este respeito Hector, (2006), antecipa que o nexo causal prevalece na teoria da causa eficiente entendida como aquele acontecimento que é apto a produzir o dano. (p.31)

A responsabilidade extracontratual do Estado é entendida como uma obrigação jurídica que o Estado tem de indemnizar os danos causados e trata-se de uma relação factual que produz o dano, pelo que o Estado será o sujeito ativo do dano e a vítima o sujeito passivo que o suporta, de tal forma que "os autores e tribunais colombianos construíram um sistema avançado de responsabilidade do Estado, ao ponto de o sistema de responsabilidade do Estado ter regras de responsabilidade objetiva" (Meneses Mosquera, 2000, p. 8). (Meneses Mosquera, 2000, p. 8).

2. Contexto Jurídico da Responsabilidade Patrimonial do Estado por Privação da Liberdade no México e na Colômbia.

O México é um país composto por 32 estados, é uma república federal multipartidária com um presidente eleito e uma legislatura bicameral, e o governo federal representa os Estados Unidos Mexicanos e está dividido em três ramos, executivo, legislativo e judicial, de acordo com a Constituição Política dos Estados Unidos Mexicanos de 1917. Consequentemente, incorporou no ordenamento jurídico um mecanismo de responsabilidade "objetiva e direta" a partir de 2002, com o objetivo de indemnizar os particulares pelos danos causados pela atividade administrativa irregular do Estado, tal como decorre do segundo parágrafo do artigo 113º da Constituição e da sua lei regulamentar que mantém algumas restrições na sua aplicação; Ainda, a responsabilidade objetiva advém da atividade exercida pela pessoa, enquanto a responsabilidade subjetiva decorre da conduta omissiva, porém, a Constituição a qualifica como objetiva e direta, a partir da reforma ao artigo 113 da Constituição, especificamente com a responsabilidade do Estado pelos danos causados nos bens e direitos dos particulares. (Mosri Gutidrrez, 2015, p. 5).

Além disso, com a adoção do novo paradigma no domínio dos direitos humanos pelo Estado mexicano, a reforma constitucional de 2011 indica que é necessário repensar a sua aplicação, e desde a publicação da Lei Geral das Vítimas, em 2013, oferece aos indivíduos medidas adicionais de reparação para os casos em que tenham sofrido danos ou perigo de seus bens ou direitos legais como resultado da prática de um crime ou violações dos seus direitos humanos. No que diz respeito à reforma constitucional, (2011), os direitos humanos elevam os tratados internacionais à categoria constitucional, isto porque a inclusão da reparação do dano no primeiro artigo "estabelece como diretriz fundamental no âmbito do estudo e análise dos direitos" (Esparza Martinez, 2015). (Esparza Martinez, 2015). Por um lado, "estabelece a obrigação do Estado de reparar os danos causados pelas violações dos direitos humanos e, por outro lado, eleva os tratados internacionais à categoria constitucional" e obriga o juiz a estudar e a concetualizar a reparação do dano. (Mosri Gutidrrez, 2015, p. 6).

Consequentemente, as sentenças emitidas pela Corte Interamericana de Direitos Humanos condenaram o México, como Gonzalez y Otras (Campo Algodonero) v. México e Radilla Pacheco v. Estados Unidos Mexicanos. De facto, Mosri, Gutidrrez, (2015), afirma que, nos últimos seis anos, a agenda pública promovida pela sociedade civil contra a violência no México emitiu a Lei Geral das Vítimas, que reconhece e garante os direitos das vítimas de crimes e violações dos direitos humanos e também prevê medidas de restituição, reabilitação, indemnização, satisfação e garantias de não repetição por parte do Estado e a favor das vítimas, em consequência "que credenciam nos termos da Lei, o dano ou perda dos seus direitos nas suas dimensões individual, colectiva, material e moral, e como resultado que sejam reparados de forma integral" (Mosri Gutidrrez, 2015, p. 9), em congruência, no sentido de que "o Estado é responsável pela reparação dos direitos das vítimas" (Mosri Gutidrrez, 2015, p. 9). 9), em congruência com a reforma constitucional de 2011 sobre direitos humanos, demonstra que o México reconheceu a prevenção, investigação, punição e reparação de violações de direitos humanos nos termos da Lei.

Chiapas

Nesse sentido, Castro Estrada, (2017), ressalta que o direito à indenização ou reparação é a obrigação jurídica do Estado de compensar as lesões produzidas em consequência de atividade administrativa irregular ou danosa ao patrimônio de particulares que não têm o dever jurídico de suportá-la, sendo denominada indenização.

Considerando o exposto, no estado de Chiapas, no México, localizado no sul do país, não se aplica a Lei Geral das Vítimas, embora seja necessário um regulamento interno para a sua aplicação, pelo que não existe legislação a nível local que regule o direito à indemnização, dado este problema "os danos causados aos bens e direitos dos particulares pela atividade administrativa irregular não estão regulamentados", (Castro Estrada, 2017, p. 11). Ao mesmo tempo, existe uma lei federal sobre responsabilidade patrimonial do Estado que não tem um regime aplicável ao Estado, e vale a pena mencionar que as entidades públicas do Estado de Chiapas não têm competência nos termos da referida lei.

Por outro lado, a Constituição Política dos Estados Unidos Mexicanos, no artigo 113º, segundo parágrafo, reconhece o direito dos particulares a obter uma justa indemnização, "no caso de o Estado causar danos aos seus bens, materiais ou imateriais, em consequência de uma atividade administrativa irregular dos seus funcionários públicos" (Castro Estrada, 2017, p. 17). 17), de modo que a interpretação é considerada conforme o princípio pro persona, de acordo com o parágrafo segundo do artigo 1º da Constituição, e quando não há lei no Estado, esta é aplicada de forma supletiva, pois não há legislação sobre a responsabilidade financeira do Estado.

Em relação às pessoas que iniciam uma reclamação administrativa para obter o direito à indemnização, encontram limitações e obstáculos, devido à atitude omissa dos administradores da justiça, que se declaram incompetentes, há atrasos no procedimento, negam o ato reclamado, pelo que não existe legislação que garanta o direito à indemnização, por outro lado os meios de comunicação social não dão a conhecer a situação real que estas pessoas apresentam à sociedade, devido ao facto de o governo influenciar os meios de comunicação social. Uma vez esgotadas todas e cada uma das instâncias internas, é possível ativar os mecanismos internacionais. Nesta situação, no Estado de Chiapas, México, é necessário implementar modelos de proteção jurídica que garantam o direito à indemnização. Atualmente, existem padrões sistemáticos de violação dos direitos humanos contra as vítimas que foram privadas da sua liberdade devido a uma atividade administrativa irregular, pelo que se procura o acesso à justiça para obter o direito à indemnização.

Colômbia

Atualmente, este país é constituído por um sistema presidencial e um Estado unitário, enquanto a Carta Magna (1991) estabelece uma divisão de poderes entre os poderes executivo, legislativo e judicial; está também organizado territorialmente por departamentos, municípios e distritos, principalmente. Outras divisões especiais são as províncias, as entidades territoriais indígenas e os territórios colectivos.

Depois, a partir de 1991, com a emissão da Carta Política e especialmente com o artigo 90.º, o conceito de "dano ilícito" é a base da responsabilidade patrimonial do Estado, tendo vindo a surgir uma variedade de critérios, opiniões e teorias sobre a espécie ou tipo de responsabilidade que ocupa a norma constitucional, ou seja, qual é o regime de responsabilidade que o artigo 90.º da Carta Política estabelece.

De acordo com o exposto, em primeiro lugar, a classificação constitucional colombiana foi baseada em um princípio geral de responsabilidade contratual e extracontratual do Estado, e a este respeito na Carta Magna (1991), o artigo 90 afirma que o governo deve responder pelos danos ilegítimos atribuíveis, ou seja, sem fazer distinções, abriu o evento para expor responsavelmente o mandato para os bens, "incluindo o poder judicial, por ações ou omissões que causam danos aos indivíduos" (Prato Ramirez, 2016). (Prato Ramirez, 2016). Ainda, Gonzalez Noriega, (2017), aponta que o fundamento da responsabilidade patrimonial do Estado encontra-se no artigo 90 da Carta Magna, seja ela responsabilidade contratual ou extracontratual.

De acordo com a legislação colombiana, em conformidade com o disposto no Estatuto da Administração da Justiça, Lei 270, (1996), refere que a partir do seu artigo 65°, consagra-se a possibilidade de o Estado-Juiz poder ser imerso na responsabilidade extracontratual, pelo exercício das suas funções, de três formas diferentes: i) pessoas injustamente privadas de liberdade, ii) réu erroneamente condenado e pela incorrecta aplicação da justiça pelos administradores do poder, "o que sublinha a entidade normativa deste título de imputação". (Pinzon Munoz, 2016).

Por outro lado, o mais alto Tribunal do Contencioso Administrativo, na sua jurisprudência, tem delineado, quanto às hipóteses em que se discute a culpa do governo e do juiz, "um dogma que hoje se orienta, em termos gerais, pela teoria do dano especial" (Pinzon Munoz, 2016, p. 184), ou seja, sob uma fórmula de imputação objetiva, sendo uma atividade legítima levada a cabo pelos órgãos do Estado que têm por missão perseguir a criminalidade, causa, por vezes, danos que os administrados não estão obrigados a suportar. 184), ou seja, sob uma fórmula de imputação objetiva, sendo uma atividade legítima levada a cabo pelos órgãos do Estado que têm por missão perseguir a criminalidade, causa por vezes danos que os administrados não são obrigados a suportar.

De acordo com o acima exposto, "a Colômbia considera que a responsabilidade do Estado pela privação injusta de liberdade é administrativamente reparada" (Prato Ramirez, 2016, p. 13), em relação à qual o Estado promoveu através de diferentes órgãos e entidades com o objetivo de alcançar directrizes e reunir aspectos da privação injusta de liberdade e mitigar o pagamento de grandes somas de dinheiro para compensação.

Em sua tese Prato Ramirez, (2016), afirma que o Estado colombiano enfrenta atualmente inúmeros processos administrativos de natureza patrimonial por casos de privação injusta de liberdade, e "a débil política criminal e investigativa dos operadores judiciais, que utiliza a prisão preventiva como pena antecipada que leva a posteriores processos contra o Estado". (Prato Ramirez, 2016, p. 14).

De acordo com Gonzalez Noriega, (2017), quando há uma detenção injusta há responsabilidade patrimonial do Estado, e ainda explica que a detenção é injusta quando um indivíduo foi privado de sua liberdade e posteriormente absolvido, sendo esta uma situação de um dano que ele não é obrigado juridicamente a suportar, Prato Ramirez, (2016), também afirma que uma detenção injusta não é necessário aprofundar a legalidade ou ilegalidade da conduta do Estado, mas é necessário rever a situação em que a vítima se encontra por ter sofrido uma condenação injusta e derivado um dano ilegítimo imputável ao governo.

3. A privação de liberdade por responsabilidade do Estado e o direito a indemnização nos instrumentos e regulamentos internacionais no México e na Colômbia

México

A partir de onze de junho de dois mil e onze, o México tem um novo texto constitucional sobre os direitos humanos que são reconhecidos, protegidos, respeitados e garantidos no sistema jurídico mexicano e, em particular, o direito à indemnização na Convenção Americana sobre Direitos Humanos, (1969), afirma que todos têm o direito de ser compensado de acordo com a lei no caso de ter sido condenado; e, além disso, baseia-se no artigo 10, e em "artigos 8 e 25 estão associados a garantias judiciais e proteção judicial dos direitos humanos" (Corte Interamericana de Direitos Humanos, 2017), estes dois artigos aplicam-se a qualquer situação em que o conteúdo e o alcance dos direitos de qualquer indivíduo sujeito à jurisdição do Estado é determinado. (Corte Interamericana de Direitos Humanos, 2017), esses dois artigos se aplicam a qualquer situação na qual o conteúdo e o escopo dos direitos de qualquer indivíduo sujeito à jurisdição do Estado são determinados. De acordo com o Pacto Internacional sobre os Direitos Civis e Políticos, nos artigos 9 e 14, refere-se à liberdade, à segurança da pessoa e à igualdade perante os tribunais. (OEA, 2017).

Por outro lado, a Declaração Universal dos Direitos do Homem, nos artigos 1.º, 8.º e 9.º, "sublinha o direito a um recurso efetivo perante os tribunais nacionais competentes por actos que violem os direitos fundamentais reconhecidos pela Constituição" (Nações Unidas, 1965). Relativamente à Declaração Americana dos Direitos do Homem e dos Deveres do Homem, "o artigo XVII estabelece que toda a pessoa deve ser reconhecida como sujeito de direitos e obrigações e gozar dos direitos civis fundamentais" (OEA, 2017). (OEA, 2017).

Os artigos 1.º, 14.º, 16.º, 17.º, 20.º e 21.º da Constituição referem-se ao processo equitativo, à legalidade e ao acesso à justiça, e o artigo 113.º estabelece que o fundamento da responsabilidade patrimonial do Estado é objetivo e direto. Quanto à Lei Federal sobre a Responsabilidade Patrimonial do Estado, esta regula o segundo parágrafo do artigo 113.º da Constituição, na medida em que as entidades públicas estão sujeitas a esta lei por danos, com efeito, esta lei aplica-se para além das várias leis administrativas, pelo que a indemnização por responsabilidade patrimonial do Estado deriva de uma atividade administrativa irregular e dos montantes da indemnização, e quanto ao "procedimento da reclamação Lei Federal sobre a Responsabilidade Patrimonial do Estado" (Departamento de Documentação Legislativa-SIID, 2014).

Por outro lado, a Lei Geral das Vítimas refere-se ao direito das vítimas de violações dos direitos humanos, e no artigo 10.º, direito de acesso à justiça, entende-se que as vítimas têm direito a um recurso judicial perante as autoridades que lhes garanta o exercício dos seus direitos de forma expedita, proporcional e justa, No artigo 12.º, n.º 11, as vítimas têm direito à reparação dos danos, e depois no artigo 61.º, refere-se a medidas de restituição, ou seja, as vítimas têm direito à restituição dos seus direitos violados, e o artigo 73.º, n.º IV, refere-se a um pedido público de desculpas.

Por fim, refere-se ao "Direito da vítima ou da pessoa ofendida, o tipo de violação qualificada, na alínea seguinte menciona, h) Recusa, restrição ou impedimento de determinar e/ou executar a reparação do dano". (Catalago para la calificacion e investigacion de violacion a Derechos Humanos de la Comision Nacional de Derechos Humanos del Distrito Federal, 2017).

Colômbia

No que diz respeito à questão em estudo da responsabilidade do Estado, é necessário indicar que o Tribunal Constitucional introduziu a noção de bloco de constitucionalidade e que, além disso, pela primeira vez em 1995[16] a Constituição colombiana, no seu artigo 93.º, prevê que os tratados e convenções internacionais ratificados pelo Congresso reconhecem os direitos humanos e proíbem limitações em estados de exceção, e que também prevalecem na ordem interna. Os direitos e deveres aí consagrados são interpretados de acordo com os tratados internacionais sobre direitos humanos celebrados pela Colômbia, segundo a Corte Interamericana de Direitos Humanos, 1979.Consequentemente, a Convenção Americana sobre Direitos Humanos, assinada em San Josd de Costa Rica, em 22 de novembro de 1969, e que entrou em vigor em 1978, por ter sido ratificada em junho de 1973, que previa no seu artigo 10.º que toda a pessoa tem direito a ser indemnizada, nos termos da lei, no caso de ter sido condenada em sentença transitada em julgado por erro judiciário, dado que as normas de direito internacional podem ser integradas no ordenamento jurídico colombiano de três formas: (i) com força constitucional; (ii) com força supralegal; ou (iii) com força de lei. A regra geral é a Constituição colombiana de 1991 e, como é óbvio, o direito internacional adquire o estatuto de lei no sistema jurídico colombiano, exceto se a Constituição dispuser em contrário.Por outro lado, o Pacto Internacional sobre os Direitos Civis e Políticos foi ratificado pela Colômbia em 29 de outubro de 1969 e entrou em vigor em 23 de março de 1976. O artigo 9.º, n.º 1, estabelece que todas as pessoas têm direito à liberdade e à segurança, o que significa que ninguém pode ser sujeito a detenção ou prisão arbitrária; e o artigo 14.º estabelece que as pessoas são iguais perante os tribunais. De acordo com o acima exposto, a privação da liberdade só pode ser efectuada em conformidade com os procedimentos previstos na Constituição ou na lei e constitui uma privação

2. Estrutura e funcionamento do sistema judicial no México e na Colômbia

Em primeiro lugar, no que diz respeito ao México, a estrutura e a função do poder judicial federal e do poder judicial estadual são explicadas e divididas em duas, uma vez que se trata de um país federado. De acordo com a Constituição (1917), cada Estado tem a sua própria legislação e estrutura, ou seja, os poderes executivo, legislativo e judicial, e é constitucionalmente responsável pela administração da justiça, que se rege pelos princípios mais elevados que regem a conduta dos juízes: honestidade, objetividade, imparcialidade, independência, profissionalismo e independência.

ilegal da liberdade, que é proibida tanto a nível nacional como internacional.

Assim, a Declaração Universal dos Direitos do Homem é adoptada e publicada pela Assembleia Geral na sua resolução 217 A (III) de 10 de dezembro de 1948 e, de acordo com os artigos 1º, 8º e 9º, refere a liberdade, a igualdade, os direitos e recursos efectivos perante os tribunais e que ninguém será arbitrariamente detido, preso ou exilado. Além disso, a "Convenção Europeia dos Direitos do Homem, no seu artigo 5.º, refere que qualquer pessoa que seja vítima de detenção preventiva e que se encontre em acções contrárias às disposições do presente artigo tem direito a reparação" (Nações Unidas, 1965). (Nações Unidas, 1965) De acordo com a Constituição Política em vigor, artigo 90, o Estado responderá patrimonialmente pelos danos causados pela ação ou omissão dos poderes públicos, da mesma forma que a Constituição colombiana a descreve como um Estado social baseado no respeito pela dignidade humana e, no seu artigo segundo, menciona as autoridades da República que são responsáveis pelos danos causados pela ação ou omissão dos poderes públicos, menciona as autoridades da República que são designadas para proteger os residentes da Colômbia, na sua vida, propriedade e outros direitos e liberdades para assegurar a conformidade do Estado e dos indivíduos e para manter um equilíbrio que garanta a lei e a paz social, "também é mencionado que todas as pessoas nascem livres e iguais perante a Carta, artigo 13" (Constituição Política da Colômbia). (Por outro lado, a Lei 270 de 1996, refere-se à "responsabilidade do Estado e à privação injusta da liberdade", (Estatuaria Administration de Justicia, Ley 270,1996) e menciona que se estabeleceu o regime da responsabilidade subjectiva que implicou a determinação da privação injusta pela qual o regime se torna objetivo e, finalmente, o Código de Procedimento Administrativo e do Contencioso Administrativo.

Capítulo 2

COMPETÊNCIA JUDICIAL DO MÉXICO E DA COLÔMBIA transparência, estes princípios permitem o exercício das atribuições de cada um dos órgãos jurisdicionais e administrativos que os compõem.

A estrutura do Poder Judiciário Federal de acordo com a legislação mexicana de (1917), explica que o Supremo Tribunal de Justiça da Nação, é o mais alto tribunal do México, e também corresponde a defender a ordem estabelecida na "Carta Magna para equilibrar os vários poderes e órgãos do governo e resolver questões judiciais, através de resoluções jurisdicionais" (Revista Juridica Unam, 2013). (Revista Juridica de la Unam, 2013). Portanto, por ser o principal e mais alto tribunal de natureza constitucional, não há nenhum órgão ou autoridade acima dele que possa interpor-se contra as decisões do Poder Judiciário Federal, conforme se explica cada uma das secções e áreas que possui:

Em especial, explica-se que o "Conselho da Judicatura Federal tem por finalidade garantir a administração, a fiscalização, a disciplina e a carreira judiciária, que permitem o funcionamento dos Tribunais Distritais e das Varas" (Revista Jurídica Unam, 2013, p. 3). (Revista Juridica de la Unam, 2013, p. 3) Também o Tribunal Eleitoral; depois as Varas Colegiadas; também as Varas Unitárias e, por fim, acrescenta "Varas Distritais, às quais compete distribuir justiça no âmbito do ente federado". (Revista Jurídica da Unam, 2013, p. 5).

O Poder Judiciário da Federação tem seu exercício regulado no artigo 94 da Constituição e de acordo com o exposto, Garcia Ttilez, (2016), defende que ele representa a proteção dos direitos fundamentais e a base que resolve os litígios, entre os indivíduos e entre os poderes, para o livre desenvolvimento da nação. Por outro lado, o principal papel que desempenha é a interpretação dos princípios e valores contidos na Carta Magna, e nesse sentido é entendido como "o controle da regularidade constitucional dos atos e provimentos das autoridades, uma vez que é a própria Constituição que lhe outorga a função de fazer justiça". (Judiciário Federal, 2016). Em suma, o único poder judiciário que é independente dos poderes legislativo e executivo, não é governado por um único órgão, ao contrário do poder executivo, que está sob o comando do presidente da república, que está a cargo do Congresso da União, é um órgão de controle, pois é ele que controla as leis e a justiça da nação.

O organograma da estrutura do Poder Judiciário Federal é apresentado a seguir:

Diagrama 1, Judiciário Federal do México

Fonte: Poder Judicial do México, 2017.

Em resumo, o poder judicial do Estado de Chiapas tem a seguinte composição

Em primeiro lugar, o Tribunal Constitucional, as Câmaras Colegiadas Regionais, os Tribunais de Primeira Instância, os Tribunais Especializados em Justiça para Adolescentes, os Tribunais de Paz e Conciliação, os Tribunais de Paz e Conciliação Indígenas, os Tribunais Municipais, o Centro Estatal de Justiça Alternativa e o Instituto de Defesa Pública. Por outro lado, faz-se referência às competências, em relação ao artigo 63° da Carta Magna do Estado de Chiapas a partir do século XXI, e ao Código de Organização, que "faz referência ao facto de ser um órgão de governo dos critérios jurídicos de interpretação e atribuições" (Tribunal Superior de Justiça do Estado de Chiapas). (Tribunal Superior de Justicia del Estado de Chiapas, 1973).

De acordo com a Constituição de Chiapas, (2017), é explicado que o exercício das atribuições é depositado num Tribunal Superior de Justiça do Estado, primeiro o Conselho da Magistratura, o Tribunal de Justiça Eleitoral e Administrativa e, finalmente, o Tribunal de Trabalho Burocrático, As particularidades da sua organização e atuação estão previstas no Código de Organização do Sistema Judiciário, bem como nos Regulamentos Internos que existem para cada um dos seus órgãos, pelo que o Tribunal Superior de Justiça do Estado é dirigido maioritariamente por um magistrado presidente, que é também o chefe do Poder Judicial do Estado.

(Tribunal Superior de Justicia del Estado de Chiapas, 1973, p. 2). A Constituição Política do Estado, (2017), também afirma que o Poder Judiciário exerce suas atribuições de forma independente em relação aos demais poderes públicos e órgãos do Estado, com os quais mantém relações de coordenação nos termos do artigo 14, da Constituição de Chiapas, assim como os Magistrados e Juízes gozam de plena autonomia e independência em suas determinações.

Colômbia

A Constituição (1991) estabelece que os administradores da imparcialidade são o Tribunal Constitucional, o Supremo Tribunal de Justiça, o Conselho de Estado, o Conselho Superior da Magistratura, o Procurador-Geral da Nação, os Tribunais e os Juízes, que constituem o ramo judicial do poder público.[17]

A Lei 270 (1996) também menciona que o desenvolvimento das normas constitucionais acima e de outras normas que se referem à administração da justiça foi emitido, enquanto a Lei Estatutária sobre a Administração da Justiça, artigo 11, afirma que o poder judicial é composto pelas seguintes jurisdições e organismos:

1. Em primeiro lugar, a Constituição colombiana (1991) indica que a jurisdição comum ou ordinária é composta pelo Supremo Tribunal de Justiça, pelos tribunais superiores do Distrito Judicial e pelos tribunais civis, laborais, penais, agrários, de família e outros especializados e promíscuos.
2. Assim, a Constituição Política explicita a Jurisdição Constitucional, que tem por missão garantir a integridade e a supremacia da Constituição e que define também a integração e o funcionamento do Tribunal Constitucional.
3. Depois, a jurisdição de paz, que é composta pelos juízes de paz, declara que é composta pelos juízes de paz.
4. Da mesma forma, a Constituição Política (1991) defende a criação da Procuradoria-Geral da República.
5. Por fim, a Constituição Política, (1991), explicita as funções da Jurisdição do Contencioso Administrativo, que faz parte do Conselho de Estado e do Conselho de Ministros.

---

[17] A Fiscalia General de la Nacion é uma entidade centralizada a nível nacional e parte do ramo judicial do Poder Público na Colômbia, criada pela Constituição de 1991, para a investigação de crimes e o julgamento de alegados infractores perante os juízes competentes.

Tribunais Administrativos e Tribunais Administrativos encarregados de dirimir os litígios da Administração Pública, nos termos do artigo 104.º do Código do Procedimento Administrativo e do Contencioso Administrativo, na medida em que estabelece o julgamento de controvérsias originadas em actos e factos administrativos de entidades públicas.

De acordo com Rodriguez, (1997), ele acrescenta que o Conselho de Estado é o mais alto tribunal, e refere-se ao artigo 237 da Constituição sobre as atribuições do Conselho de Estado e afirma o seguinte:

1. Os tribunais administrativos são criados pela secção administrativa do Conselho Superior da Magistratura em cada distrito judicial administrativo.
2. Quanto aos tribunais administrativos, são determinados pela Câmara Administrativa do Conselho Superior da Magistratura, em conformidade com o artigo 197.º da Lei Estatutária, e a competência dos juízes é estabelecida no Código de Processo Administrativo e dos Litígios Administrativos.

De acordo com o exposto, podemos expressar graficamente a estrutura do poder público judicial através do seguinte organigrama:

Diagrama 2, Poder Judicial da Colômbia

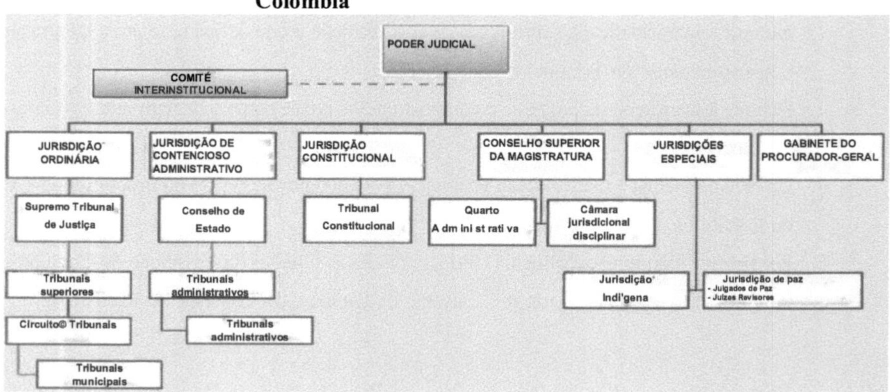

FonteJudicatura, 2017 da Colômbia.

2.1 Regime aplicável à responsabilidade do Estado no México e na Colômbia.

México

Em primeiro lugar, Mosri, OuEërre/, (2015), aponta os regimes de responsabilidade do Estado previstos na reforma do artigo 113 da Constituição, que deu origem à Lei Federal de Responsabilidade do Estado, entende-se que o sistema de responsabilidade do Estado no México ainda está plenamente em vigor hoje no nível federal em benefício dos mexicanos, que não é aplicável aos estados federados, mas é apenas de competência federal. Da mesma forma, Mosri Gutiërrez, (2015), afirma que, desde 2002, a responsabilidade patrimonial do Estado por atividade administrativa irregular foi incorporada ao sistema jurídico de responsabilidade objetiva e direta para compensar os indivíduos por danos causados pela atividade administrativa irregular do Estado no segundo parágrafo do artigo 113 da Constituição e da Lei Federal de Responsabilidade Patrimonial do Estado (Ley Federal de Responsabilidad Patrimonial del Estado).

Por outro lado, existem outras modalidades de reparação do dano que, desde a publicação da Lei Geral das Vítimas em 2013, acrescenta medidas de reparação adicionais para os casos em que tenham sofrido danos ou colocação em perigo dos seus bens jurídicos ou direitos como resultado da prática de um crime ou de violações dos seus direitos humanos, De igual modo, a iniciativa da Lei Geral de Vítimas reconhece como indispensável que a "Lei coordene os mecanismos e medidas necessários para promover, respeitar, proteger, garantir e permitir o exercício efetivo dos direitos das vítimas, através da articulação de todas as autoridades no âmbito das suas diferentes competências" (Ley General de Victimas, 2013).

Neste sentido, o Sistema Nacional de Atenção às Vítimas foi criado pela Comissão Executiva de Atenção às Vítimas, que é um órgão descentralizado que permite ao Estado reparar de forma integral aqueles que comprovem a sua condição de vítimas em consequência da prática de um crime ou de violações de direitos humanos, através de "cinco tipos de medidas consistentes com os critérios da Corte Interamericana de Direitos Humanos, e no que diz respeito ao dano e à sua forma de reparação, restituição, reabilitação, indemnização, satisfação e não repetição" (Comisión Ejecutiva de Atencion a Victimas, 2013). (Comisión Ejecutiva de Atencion a Victimas, 2013). Além disso, a Lei Geral das Vítimas (2013) explica que os interessados devem demonstrar previamente que sofreram algum dos danos referidos na Lei, danos económicos, físicos, mentais ou emocionais, bem como qualquer lesão de bens ou direitos legais como resultado da prática de um crime ou de violações dos direitos humanos, reconhecidos na Constituição e nos tratados internacionais de que o México é parte.

Por outro lado, a referida Lei é aplicável à esfera Federal, porém aplica-se aos estados do país, portanto "é necessária uma Lei reguladora para que cada Estado aplique a Lei relativa", (Mosri

Gutidrrez, 2015), da mesma forma, a reparação integral prevista na Lei Geral das Vítimas também é observada, que incorpora mecanismos adicionais para a reparação integral do dano descrito no artigo 12 da Lei Federal de Responsabilidade Patrimonial do Estado, em atenção aos bens jurídicos que são violados na prática de um crime ou na violação dos direitos humanos, que indicam os danos materiais, pessoais e morais referidos na Lei Reguladora do segundo parágrafo do artigo 113 da Constituição; e "a partir da reforma de 2015, deu vida ao Sistema Nacional Anticorrupção, que também foi incorporado no último parágrafo do artigo 109 da Constituição" (Mosri Gutidrrez, 2015).

Por um lado, Mosri Gutidrrez, (2015), explica que de acordo com a reforma do artigo 113 da Constituição e a Lei Federal de Responsabilidade Patrimonial do Estado, o Estado só responderá patrimonialmente pelos danos causados pela atividade administrativa irregular e não por qualquer dano, como indica a teoria da responsabilidade objetiva.

Da mesma forma, a Lei Federal de Responsabilidade Patrimonial do Estado foi publicada no Diário Oficial da Federação em 31 de dezembro de 2004, e foi então que definiu como atividade administrativa irregular aquela que causa dano aos bens e direitos de particulares que não têm obrigação legal de suportá-lo, em virtude da "inexistência de fundamento jurídico que legitime o dano em questão" (Castro Estrada, 2017), ou seja, a responsabilidade patrimonial do Estado é direta, não sendo necessário provar a culpa ou dolo dos servidores públicos que executaram o ato lesivo para requerer o ressarcimento, embora o artigo 18 da Lei Federal de Responsabilidade Patrimonial do Estado preveja que o particular, em sua demanda, deve identificar os servidores públicos envolvidos na atividade administrativa irregular.

Castro Estrada, (2017), acrescenta ainda as principais características da Lei Federal de Responsabilidade Patrimonial do Estado:

1. Em primeiro lugar, trata-se de uma lei federal que regulamenta o segundo parágrafo do artigo 113º da Constituição, pelo que não é aplicável a nível federal.
2. É também um regime geral que se refere a toda atividade administrativa irregular do Estado de natureza jurídica por ação ou omissão, e a Lei estabelece ainda que a ele estão sujeitos todos os entes públicos federais, incluindo o Poder Judiciário, os Poderes Legislativo e Executivo da federação e os órgãos constitucionais autônomos.
3. Trata-se, portanto, de um regime de responsabilidade direta que ultrapassa a restante responsabilidade subsidiária e solidária de natureza civil.
4. E por fim, Castro Estrada, (2017) defende que se trata de um regime de responsabilidade objetiva que dispensa a ideia de culpa, de modo que não será necessária a comprovação de culpa ou negligência para a obtenção da indenização, mas apenas a realidade de um prejuízo ou dano imputável ao ente público federal em questão.

No que diz respeito à responsabilidade do Estado Castro Estrada, (2017), faz referência ao parágrafo segundo da constitucional 113 e a Lei Federal de Responsabilidade Patrimonial do Estado, que é restrita a matéria administrativa e atos materialmente administrativos e só procede quando essa atividade administrativa foi implantada em contravenção à Lei, em seguida o artigo 4° da Lei Federal de Responsabilidade Patrimonial do Estado faz referência a pedir indenização e é definida nos seguintes pressupostos: Em primeiro lugar, a existência do ato lesivo, em segundo lugar, os danos materiais, pessoais e/ou morais reclamados são quantificáveis ou avaliáveis em dinheiro e por fim Mosri Gutidrrez, (2015), argumenta que os danos estão diretamente relacionados a uma ou várias pessoas e que são desiguais aos que poderiam afetar a população.

Estes não são os únicos elementos que devem ser considerados para determinar se é devida uma indemnização ao abrigo da Lei Federal da Responsabilidade Patrimonial do Estado, mas a existência de um nexo de causalidade entre a atividade administrativa e o prejuízo produzido e a irregularidade da atividade administrativa lesiva também devem ser devidamente comprovadas.

De acordo com Mosri Gutidrrez, (2015), acrescenta que a Lei Federal de Responsabilidade Patrimonial do Estado deve dirigir o pedido de indemnização, em primeiro lugar, à autoridade a quem é imputado o ato danoso, e uma vez que esta nega a indemnização ou concede um montante em que o autor considera insuficiente para compensar o dano sofrido e pode apresentar um recurso de revisão, ou ir perante o Tribunal Federal de Justiça Fiscal e Administrativa para analisar a resposta da autoridade envolvida e esta resolver.

Por outro lado, é importante destacar a explicação feita por Mosri Gutidrrez, (2015), sobre a alteração do artigo 113 da Constituição e da Lei Regulamentadora que dão origem ao regime de responsabilização, e que também foram adotadas pelo legislador anterior à reforma da Constituição sobre direitos humanos pela qual foi incorporado o princípio pro personae e que anteriormente não considerava os critérios emitidos pela Corte Interamericana de Direitos Humanos, que faz com que o regime de reparação seja a Lei Geral de Vítimas.

Colômbia

Relativamente à privação ilícita da liberdade, Gonzalez Noriega, (2017), refere que esta se encontrava regulada nas noções de responsabilidade civil (...) antes da Constituição Política de 1991, e remete para as recomendações da jurisprudência processual penal.

Da mesma forma, o Decreto 2700 de 1991, esta lei enfatiza a culpa do governo por acções e omissões administrativas de pessoas que foram privadas de sua liberdade. Pelo contrário, Guerrero & Merchan, (2013), consideram que surge um conflito para especificar o conceito de ilegal na falta de legalidade, ao contrário do "Derecho Contencioso Administrativo", que aponta esta noção encontrada na

Constituição, artigo 90, e na Lei 270 de 1996 (Agencia Nacional de Defensa Juridica del Estado, 2013). A simulação do livre arbítrio é o principal pilar dos direitos fundamentais consagrados na atual Constituição Política.

De acordo com a Agência Nacional para a Defesa Jurídica do Estado (2013), no teor dos processos penais subsistem acções e omissões irregulares por parte dos administradores e operadores da justiça que geram culpa para o governo, entendendo-se que as autoridades administrativas e judiciais, nomeadamente a Polícia Nacional.

Para ser mais claro sobre a privação de liberdade de acordo com o direito processual penal, esta é classificada da seguinte forma:

Em primeiro lugar, a captura, ou seja, a autoridade judicial emite um mandado de detenção para que o indivíduo compareça ao processo penal, em segundo lugar, a captura em flagrante delito, ou seja, a detenção do culpado por agentes no momento da missão criminosa[18] . (Agencia Nacional de Defensa Juridica del Estado, 2013, p. 13).

Deste ponto de vista, as situações de privação com impacto têm referência no contexto do direito administrativo e são as seguintes

1. Em primeiro lugar, objetiva e legalmente, um mandado de captura autorizado, entendendo-se que esta origem não cria culpa para o governo.
2. Em segundo lugar, é ilegal quando um mandado de captura não é executado de acordo com a lei e cria culpa para o governo.
3. Em terceiro lugar, a ilegalidade gera culpa para o governo e não prova os elementos do processo. As acções e omissões causam danos aos bens de uma pessoa que foi acusada de inocência.
4. Em quarto lugar, legalmente, os agentes e os procuradores suportam o ónus da proteção com o cumprimento das obrigações legais, mas o arguido é absolvido no processo (Agencia Nacional de Defensa Juridica del Estado, 2013, p. 14).

2.2 QUADRO JURÍDICO DA CULPABILIDADE DO ESTADO

Os decretos do 4007 de 1970, não tinham uma base clara para definir a responsabilidade do governo quando a pessoa é privada de sua liberdade, foi antes da Constituição de 1991, (...) e com

---

[18] Entretanto, a detenção não é efectuada no respeito dos direitos fundamentais e de um processo equitativo. O processo penal combina a situação de detenção e a privação de liberdade sob a designação de prisão preventiva.

a atual expedição, mostra uma imagem clara e em referência ao artigo 90, permite uma base para o dano pelas ações e omissões dos administradores da justiça. (Agencia Nacional de Defensa Juridica del Estado, 2013, pag. 17).

Aliás, com a nova Constituição de 1991, o Estado reconhece sem discriminação os direitos fundamentais das pessoas em qualquer situação de violação dos direitos humanos imputável aos poderes públicos. "Também com esta nova era, foi necessário reformar o Código de Processo Penal, no sistema de liberdade baseado na culpa do Estado por injusta privação, que é posteriormente absolvido por uma sentença de absolvição. (Agencia Nacional de Defensa Juridica del Estado, 2013, p. 18).

De igual modo, a Lei Estatutária da Administração foi consagrada para imputar ao governo a culpa pelas acções e omissões dos funcionários públicos, "o governo deve responder pelo funcionamento defeituoso da administração da justiça, pelo erro jurisdicional e pela privação injusta da liberdade". (Agencia Nacional de Defensa Juridica del Estado, 2013, p. 19).

Em suma, o Tribunal Constitucional considerou a ideia de detenção injusta na sentença C-037 de 1996, e referiu-se aos artigos 6, 28, 29 e 90 da Constituição, explicando que o termo injustamente descreve um ato ou omissão que viola os processos legais (Agencia Nacional de Defensa Juridica del Estado, 2013, p. 20), "privado de liberdade, não foi fundamentado de acordo com a lei, ao aplicar a norma as circunstâncias que produziram a detenção devem ser consideradas dentro dos parâmetros das circunstâncias que produziram a detenção".

A Constituição Política (1991), nos termos do artigo 90, considerou o injusto como sendo aquele que não é obrigado a suportar o dano e não deve ser provado o que é arbitrário, desde que seja ilegal, Prato Ramirez (2016), afirma que o injusto é considerado um estudo profundo do juiz quando um ato é exposto como injusto, uma vez que no ato ilegal tem que fazer uma comparação com a Lei, ao contrário do injusto tem outro tipo de avaliação.

Por outro lado, a conceção tradicional da responsabilidade é a obrigação de reparar e não se baseia no dano, mas na culpa (erro de conduta, imprudência, falta de previsão do previsível), e se a obrigação de reparar se baseia no erro, este deve ser transferido para o Estado, como refere a exposição de motivos, na medida em que a prestação de um serviço público ocorre no exercício da função pública jurisdicional e implica um dano jurídico que deve ser corrigido e sancionado, o resultado foi declarado exequível na sentença C-037-1996, do Tribunal Constitucional.

2.3 CONSELHO DE ESTADO

A culpabilidade do governo deriva da pessoa privada de liberdade, Hector, (2006), afirma que não tem uma posição uniforme e, consequentemente, foram desenvolvidas quatro formas diferentes, como se segue:

1. Em primeiro lugar, a sentença reconheceu a culpa do governo por privá-lo da sua liberdade e argumentou em violação da decisão judicial, de modo que o dever do juiz é seguir a lei nas diferentes circunstâncias do caso, na medida em que o estudo do juiz ou magistrado foi considerado irrelevante, ou seja, não interessava saber se ele agiu com culpa ou dolo.

De acordo com o primeiro momento do acórdão Prato Ramirez, (2016), considero que o regime se desenvolve na responsabilidade subjectiva, sendo que a responsabilidade do Estado é avalizada sob o título de falha na prestação do serviço e pressupõe um erro judiciário, nos seguintes termos:

2. Em segundo lugar, Prato Ramirez, (2016) explica que o autor da ação deve demonstrar o ônus processual para obter o direito à indenização por danos, é necessário provar a existência de um erro da autoridade jurisdicional ao decretar a medida de privação de liberdade e a lei indica uma detenção injusta, que comparada a responsabilidade objetiva que não era necessário provar a existência de uma falha no serviço, tendo em vista que o Estado tem a obrigação de reparar o dano causado.

De acordo com o segundo momento, o acórdão prefere o modelo da responsabilidade objetiva ou dos danos especiais.

3. Terceiro momento, Prato Ramirez, (2016), explica que o Conselho de Estado realizou o perfil injusto de três casos de detenção localizada (...) e a petição disse em qualquer uma das três abordagens estabelecidas no critério; e a privação de liberdade que merecia ou não em erro judicial implica a responsabilidade do Estado e não é a ilegalidade da conduta do sujeito do Estado, mas a ilegalidade do dano sofrido pela vítima e não tem a obrigação legal de suportar.[19]

No que diz respeito ao terceiro momento, em suma, que através da sentença o indivíduo é libertado e é considerado porque não havia elementos e o juiz deve apontar para o Estado.

Em referência aos acórdãos analisados, o Conselho de Estado atribui elementos ao Decreto 2700 de 1991, o governo tem o dever de responder pelos danos que posteriormente resultam de uma absolvição. Mesmo o "Consejo de Estado na sua jurisprudência alargou as questões para estabelecer que o Estado será responsável em casos de absolvição por in dubio pro reo" (Guerrero & Merchan,

---

[19]Também o Conselho de Estado, na Terceira Secção, processo número 13.606, expressa na segunda tese jurisprudencial sobre a responsabilidade do Estado causada na prisão preventiva e considerada objetiva, e quanto à conduta imputada que tenha sido a pessoa privada de liberdade e que posteriormente tenha sido libertada por decisão de autoridade competente, fundamenta que o facto não ocorreu, ou não é imputável sem necessidade de avaliar a conduta do juiz ou da autoridade que ordenou a detenção, é retirada do Acórdão de 14 de março de 2002, processo número 12.076.

2013). (Guerrero & Merchan, 2013, p. 22).

De acordo com Guerrero e Merchan, (2013), esta linha jurisprudencial exemplifica que aos promotores e juízes é atribuída legalidade em todo o processo.

4. Quarto momento, Prato Ramirez, (2016), menciona que a Câmara do Conselho de Estado ampliou a aptidão para argumentar a culpa do governo pelos factos da prisão preventiva, e dirigida pela autoridade de competência e de acordo com o título objetivo de imputação causa ao indivíduo um dano ilícito e o mesmo é derivado da aplicação dentro do processo penal (...) de modo que é o resultado da atividade de investigação pela autoridade competente.(...) pelo que resulta da atividade de investigação da autoridade competente, o certo é que se o arguido não for condenado, é reconhecida a obrigação do Estado de indemnizar os danos causados ao particular.

O Conselho de Estado, na sua jurisprudência, unificou o acórdão na Terceira Secção. Dossier. 23.354, de 2003, confirmando a sua tese de responsabilidade objetiva em matéria de privação injusta da liberdade, separando a opinião do juiz constitucional e atendendo a uma responsabilidade de garantia dos direitos humanos, a referida posição que o Conselho de Estado assumiu equivale ao artigo 90 da Constituição Pohtica.

De acordo com o Tribunal Constitucional e o Conselho de Estado na sua jurisprudência afirma que a privação de liberdade existe um vínculo com o fundamento da responsabilidade do Estado, por isso é qualificado como um dano antijurídico sofrido, então Prato Ramirez, (2016), argumenta que não pode ser de outra forma, uma vez que o artigo 90 da Constituição Política afirma duas corporações.

2. 4 REGIME DE RESPONSABILIDADE NOS TÍTULOS DE IMPUTAÇÃO SUBJECTIVA E OBJETIVA

Para começar, a Colômbia tem regimes de responsabilidade extracontratual do Estado, bem como de responsabilidade objetiva e de responsabilidade subjectiva, e a sua diferença está na imputação do dano. Rivera Villegas, (2003) explica que, um regime de responsabilidade é um conjunto de regras que determina a responsabilidade do Estado.

A jurisprudência tem enunciado dois regimes para considerar a responsabilidade do Estado, o primeiro regime de responsabilidade subjectiva, que considera que a falha da administração é um elemento definitivo para obter a indemnização, ou seja, é necessária a prova da falha da administração, caso contrário a responsabilidade do Estado não será declarada, e caso contrário não tem direito a indemnização, então este regime de responsabilidade subjectiva pertence ao título de imputação comprovada de falta de serviço, por força do qual o lesado deve demonstrar que houve uma falta de serviço, um dano e o nexo de causalidade entre ambos, para provar o dano e pedir o direito a indemnização.

Também o Conselho de Estado se refere aos títulos de imputação para atribuir responsabilidade extracontratual ao Estado, e analisa duas esferas, ou seja, o âmbito factual, e a imputação jurídica, na medida em que determina a atribuição a um dever jurídico actuando de acordo com os diferentes títulos de imputação da Câmara. É, pois, necessário ter em conta os aspectos da teoria da imputação objetiva da responsabilidade do Estado, uma vez que o regime da responsabilidade do Estado exige a adoção do princípio da imputabilidade, sendo que, atualmente, a tendência da responsabilidade do Estado é marcada pela imputação objetiva, O segundo regime de responsabilidade refere-se à responsabilidade objetiva e pressupõe uma ampla proteção dos direitos humanos dos particulares na prova do dano e do nexo de causalidade, para obterem o direito à reparação do dano, neste regime não é importante conhecer a conduta do Estado.

Assim, a principal diferença entre ambos os títulos, explica Prato Ramirez, (2016), reside nos títulos subjetivos, sendo necessário considerar a culpa para atribuir a responsabilidade, enquanto nos regimes objetivos apenas se examina a quem atribuir o dano e a possibilidade de gerar a responsabilidade do Estado.

2.4.1 RUBRICAS DE IMPUTAÇÃO SUBJECTIVA

Por outro lado, Hector, (2006), refere-se ao conceito de violação de um conteúdo obrigacional para o Estado, ou seja, a responsabilidade subjetiva assume duas modalidades, a falha provada ou ordinária do serviço e a falha presumida, pois tem origem numa falha ou culpa do agente ou num funcionamento defeituoso do serviço que causa o dano, e a obrigação de indemnizar surge para o Estado e para o funcionário público com carácter solidário. Da mesma forma, Prato Ramirez, (2016), descreve que o regime da responsabilidade subjectiva e considera a conduta do Estado para determinar a sua responsabilidade, e afirma apenas a culpa na atuação do Estado, ao contrário de Hector, (2006), determina que o único título de imputação de responsabilidade está sujeito a regras do regime de responsabilidade, com efeito é a falha do serviço, que este título indica uma conduta defeituosa do Estado.

Falhas de serviço

Em relação às fontes de responsabilidade do Estado, Prato Ramirez, (2006), considera que a teoria da falha do serviço é o principal título jurídico para transferir a responsabilidade do Estado com base na culpa, sendo que a falha do serviço corresponde ao regime da responsabilidade subjectiva, e dado que a base fundamental para atribuir a responsabilidade ao Estado é a culpa da administração por ação ou omissão.

Da mesma forma Hector, (2006), assinala que o facto danoso causado pela violação do conteúdo obrigatório a cargo do Estado deriva de leis, regulamentos ou estatutos que geram obrigações e deveres para o Estado, enquanto que na Constituição Política o artigo segundo, parágrafo segundo, estabelece que as autoridades da República são instituídas para proteger todas as pessoas residentes na Colômbia para assegurar o cumprimento dos deveres sociais do Estado e dos particulares.

Por outro lado, no regime da responsabilidade subjectiva existem duas formas, sendo a primeira a falha de serviço provada, ou seja, o lesado tinha de demonstrar a existência de uma falha de serviço, de um dano e do nexo de causalidade entre eles, "para obrigar o Estado e assim obter o direito à indemnização" (Prato Ramirez, 2016, p. 53), caso contrário o indivíduo não tem direito à indemnização, tendo o Conselho de Estado considerado esta situação.

Nasceu também na jurisprudência francesa como critério de atribuição de competências, na medida em que, naquele país, as jurisdições administrativa e ordinária disputavam o conhecimento das ações movidas contra os entes públicos. A falha do serviço é identificada, então, como a ideia de não funcionamento, mau funcionamento ou funcionamento tardio da administração, conforme entendimento da doutrina clássica (Pinzon Munoz, 2016, p. 138). A concreta falha do serviço público tem por base a determinação da titularidade administrativa da atividade ou serviço que produz o dano.

2.4.2 REGIME DE RESPONSABILIDADE ESTRITO

Relativamente a este tipo de responsabilidade Rivera Villegas, (2003), acrescenta que apenas se aplica a uma determinada pessoa ou grupo que sofreu um dano, uma vez que este é sofrido pelos administradores, e estes não tinham direito a indemnização, e aponta ainda os principais campos de aplicação da responsabilidade e que são, o dano especial, o risco excecional, a expropriação e a ocupação de bens em caso de guerra.

Por outro lado, Prato Ramirez, (2016), explica a responsabilidade sem culpa, este regime não considera a conduta do Estado para determinar sua responsabilidade, ou seja, a conduta do Estado não é o objeto de estudo do regime de responsabilidade, tendo em vista que a conduta irregular do Estado não é necessária para configurar a responsabilidade do Estado. Por conseguinte, Pinzon Munoz, (2016), acrescenta que a responsabilidade objetiva refere-se à exclusão da culpa da responsabilidade, ou seja, a exclusão da falha do serviço atribui a responsabilidade ao Estado num regime de responsabilidade objetiva, com efeito, o autor da ação apenas tem de provar a existência do dano e o nexo de causalidade com o facto da administração, Com efeito, o autor apenas tem de provar a existência do dano e o nexo de causalidade com o ato da administração, e, pelo contrário, o Estado tem de provar que agiu com diligência e cuidado, pois isso é insuficiente, podendo ser exonerado de responsabilidade através da demonstração da ocorrência de uma causa estranha, também o Conselho de Estado salienta na jurisprudência sobre o tema da responsabilidade objetiva que foram desenvolvidos diferentes regimes de responsabilidade.[20]

Danos especiais

Num terceiro nível, "a jurisprudência do Conselho de Estado admite que a atividade legítima gera um dano que os particulares não são obrigados a suportar, situação da tradicional teoria da falha, e considera a violação dos encargos públicos de dano especial" (Pinzon Munoz, 2016, p. 146). Da mesma forma, o Conselho de Estado faz referência ao dano especial, e menciona aquele que condena o administrado no desenvolvimento de uma atuação legítima do Estado voltada para a legalidade, tendo em vista que o sujeito ativo tem direito à indenização.

Adicionalmente, encontra-se como referente normativo concepções dogmáticas e substanciais que foram concebidas na Carta Política de 1991, "a dignidade humana artigo 1°, a prevalência dos direitos fundamentais artigo. 5°, e o princípio da responsabilidade social e da solidariedade entre outros", (Gomez Sierra, 2010), este regime é considerado responsabilidade por violação da igualdade, antes dos encargos públicos ou teoria do dano especial, e para Gomez Sierra, (2010), explica que se baseia em princípios de igualdade, e considera que o Estado gera um dano a um particular, e, portanto, é obrigado a aceitar o encargo público, ou seja, quem sofre o dano tem o direito de obter uma indemnização. Por outro lado, Pinzon Munoz, (2016), afirma que este regime de responsabilidade se opõe ao título de culpa provada, caso contrário não é necessário que o Estado tenha agido com algum defeito, e que sua ação seja legítima, porém gera danos que não estão na obrigação de suportar e devem ser compensados pelo Estado, Este aspeto é aberto na Colômbia e permite reforçar o desenvolvimento de forma primordial, pois a imputação não só obedece ao critério da causalidade, mas a partir de uma explicação normativa e jurídica sob uma noção da teoria da imputação objetiva.

2.5 SOMA DAS CENSURAS NOS ACÓRDÃOS CONTRA O ESTADO

Quanto aos danos patrimoniais ou materiais, Prato Ramirez, (2016), acrescenta que são classificados como danos emergentes e lucros cessantes, e no que diz respeito aos danos não patrimoniais são classificados como danos morais, que embora seja verdade que os danos à saúde, os danos psíquicos e outros direitos ou interesses constitucionais legítimos e juridicamente protegidos não se incluem dentro do conceito de dano físico ou dano à integridade psicofísica e merecem o direito à

---

[20] Também a responsabilidade objetiva sem culpa ou por funcionamento normal como fonte de responsabilidade do Estado concretiza o regime subjetivo na Colômbia. Este título de imputação é utilizado para proteger situações em que a atuação do Estado é lícita, mas gera um dano antijurídico aos particulares.

indemnização.

Indemnização por danos

Por outro lado, Pinzon Munoz, (2016), enfatiza sobre um princípio jurídico, que todo dano deve ser indenizado, e se refere apenas ao dano, essa consideração é necessária no estudo dos danos causados ao indivíduo, em decorrência da pessoa privada de liberdade é considerado o dano, Prato Ramirez, (2016), explica que para se obter o direito à indemnização, o dano ilícito deve ser ilícito, lesando um direito, e a sua realidade deve ser provada.

1. Danos emergentes

De acordo com Marino Camacho, (2014), este define como dano emergente todas as despesas que foram realizadas em consequência de um determinado acontecimento que lesou a vítima, ou seja, as despesas económicas, bens e serviços apreciáveis que saíram do património devido ao dano causado. Por conseguinte, Rivera Villegas, (2003), refere-se ao dano emergente que deve cumprir o ónus processual da prova e apresentar diferentes tipos de danos.

2. Lucro cessante

De acordo com o Código Civil da Colômbia no artigo 1614, define a perda de rendimentos que não é possível prever o dano futuro, como pode ser futuro no momento dos factos, também pode exibir a qualidade de presente ou passado dependendo do tempo do julgamento, assim Prato Ramirez, (2016) explica que o primeiro é a perda que alguém experimenta a partir do evento danoso até o momento em que o julgamento é emitido, e o segundo é a perda que ocorre entre a data do julgamento e a data da obrigação de compensar é extinta.

3. Danos morais

Por outro lado, os danos extrapatrimoniais ou imateriais distinguem diferentes tipos de danos, como Rivera Villegas, (2003), explica que os danos morais são chamados de danos fisiológicos à vida e à saúde. Por outro lado, o Conselho de Estado, na sua jurisprudência, faz referência ao "perjuicio mora", que reconhece àqueles que sofrem um dano antijurídico e têm "o direito de obter uma indemnização basicamente satisfatória, cabendo ao juiz avaliar o montante" (Rivera Villegas, 2003). (Rivera Villegas, 2003, p. 50).

Capítulo 3

REFLEXÕES UMA VISÃO DO MÉXICO

3. ANÁLISE DO SISTEMA JURÍDICO MEXICANO EM MATÉRIA ADMINISTRATIVA

Em primeiro lugar, em 14 de junho de 2002, o artigo 113.º da Constituição mexicana acrescentou um segundo parágrafo ao regime de responsabilidade objetiva e direta do Estado pelos danos causados aos particulares pela sua atividade administrativa irregular; após esta reforma constitucional, a responsabilidade patrimonial do Estado passou a ser regulada pela legislação civil, com algumas excepções administrativas.

De acordo com o Diário Oficial da Federação (2004), foi publicada a Lei Federal de Responsabilidade Patrimonial do Estado, que definiu a atividade administrativa irregular como um dano causado aos bens e direitos dos particulares, em virtude do qual estes não têm a obrigação legal de suportá-lo, portanto a responsabilidade patrimonial do Estado é direta, não sendo necessário provar a culpa ou dolo dos servidores públicos que causaram o ato lesivo; para requerer a indenização isso se aplica apenas aos entes federativos.

Com esta reforma constitucional (2002), sublinha que o artigo 113.º da Constituição é elevado à categoria constitucional, e a responsabilidade patrimonial do Estado apresenta particularidades diferentes da doutrina conhecida como responsabilidade objetiva e direta, que se repercutem no direito à indemnização, e, por outro lado, a reforma constitucional de 10 de junho (2011), faz referência aos direitos humanos e o Estado mexicano passou a ter obrigações reconhecidas, em virtude de prevenir, investigar, punir e reparar as violações dos direitos humanos, nos termos da Lei.

Por outro lado, o regime político democrático e a sociedade mais participativa no debate sobre o direito à indenização, previsto na Lei Federal de Responsabilidade Patrimonial do Estado e sua aplicação, no que diz respeito a esta Lei não é aplicável aos estados que compõem o país, por ser de competência federal.

Pelo exposto, verifica-se uma restrição no regime da responsabilidade do Estado por danos que opera ao abrigo do artigo 113.º da Constituição e da sua lei regulamentadora, sendo evidente a existência de limitações na sua aplicação, pelo que não existe uma garantia de proteção dos direitos das vítimas, sob pena de se pronunciar uma violação dos direitos fundamentais, e sendo necessário alargar a máxima proteção dos direitos humanos aos actos regulares da administração pública, a extensão protectiva não pode ser concretizada através de lei regulamentar, devendo ser criadas leis e regulamentos exclusivos para a sua aplicação.

º da Constituição e a Lei Regulamentar, acrescenta que o Estado só responderá patrimonialmente pelos danos causados pela sua atividade administrativa irregular e não por qualquer dano, pelo que é fundamental analisar a responsabilidade patrimonial do Estado com base na teoria objetiva e direta, que foi o primeiro momento de um sistema em consolidação, e exige uma atualização à realidade nacional e ao princípio pro personae que deve adotar medidas de proteção para garantir os direitos humanos em todo o país, criando normas aplicáveis aos Estados que favoreçam as vítimas de privação injusta de liberdade, e dispondo de instrumentos suficientes para garantir o direito à indemnização em consequência dos danos causados pelo Estado.

Taшыlёn, o regime de responsabilidade do Estado deve funcionar como um mecanismo de controlo da atuação dos funcionários públicos, devendo o Estado atuar contra os responsáveis pela atividade administrativa irregular que deu origem ao pagamento de uma indemnização, no entanto, este regime está limitado na sua aplicação aos Estados. De igual modo, o regime de responsabilidade permite que os particulares solicitem ao Estado que responda pela sua atividade administrativa irregular, através do pagamento de uma indemnização, a verdade é que ao analisar o texto da Ley Federal de Responsabilidad Patrimonial del Estado, A verdade é que ao analisar o texto da Ley Federal de Responsabilidad Patrimonial del Estado, adverte que os mecanismos de reparação são dirigidos principalmente aos entes públicos federais, o que não garante aos Estados usufruir desta Lei, como é o caso de Chiapas, que não possui um regime especial de responsabilidade patrimonial do Estado, nesta situação as vítimas de privação injusta de liberdade estão desprotegidas, com efeito a Corte Interamericana de Direitos Humanos (2009), aponta que desde o início da lei, as vítimas de privação injusta de liberdade estão desprotegidas, (2009), assinala que a partir das sentenças proferidas condenou o VLxico por faltas e abusos que continuamente cometeu perante a atuação de funcionários públicos do Estado e por outro lado a agenda pública é impulsionada pela sociedade civil contra a violência, Foi emitida a "Ley General de Victimas que reconoce y garantiza los derechos de las victimas de los delito y de violaciones a derechos humanos" (Flores Ramos, 2014), que também prevê medidas de restituição, reabilitação, indemnização, satisfação e garantias de não repetição, a cargo do Estado e em benefício das vítimas que se credenciem nos termos da Lei.

Em congruência, Flores Ramos, (2014), explica que os compromissos internacionais que o Estado mexicano subscreveu em matéria de direitos humanos e reconhecidos na Constituição Política dos Estados Unidos Mexicanos, anos após a publicação, a 9 de janeiro de 2013, da Lei Geral das Vítimas, acrescenta ainda que esta lei reconhece os mecanismos e as medidas necessárias para promover, respeitar, proteger, garantir e permitir o exercício efetivo dos direitos das vítimas, Esta lei cria o Sistema Nacional de Atenção às Vítimas, operado pela Comissão Executiva de Atenção às Vítimas, este órgão descentralizado permite ao Estado prestar uma reparação integral àqueles que possam provar que são vítimas da prática de um crime ou de violações dos seus direitos humanos, no entanto, ao procurar esta comissão existem limitações, uma vez que apenas trata de casos de interesse federal e não é competente para tratar de casos de jurisdição comum.

No que diz respeito à Lei Federal de Responsabilidade Patrimonial do Estado (2004) e à Lei Geral de Vítimas, esta refere-se à competência federal e aplica-se apenas às entidades federais, uma vez que não garante os direitos humanos consagrados na Constituição, devido à inexistência de um regulamento aplicável para que os Estados possam fazer uso desta lei. De acordo com a análise destas leis, verifica-se que, para a aplicação da Lei Geral de Vítimas no Estado de Chiapas, México, é necessário um regulamento interno para fazer uso desta lei.

A este respeito, Mosri Gutidrrez, (2015), salienta que esta Lei foi determinada para ser regulamentar e obrigatória em todo o território nacional e para as três áreas de governo federal, estadual e municipal, no entanto, para a sua aplicação é necessário um regulamento interno, na verdade, ele não existe, uma vez que a Lei Federal não tem jurisdição para as áreas de governo estadual e municipal, a partir do acima exposto é necessário um direito administrativo completo, ou seja, dois pilares fundamentais do princípio da legalidade, e do princípio da responsabilidade do Estado aplicável ao território mexicano.

3.1 ANÁLISE DO SISTEMA JURÍDICO COLOMBIANO EM MATÉRIA ADMINISTRATIVA

A Colômbia avançou na área da responsabilidade do Estado como resultado do conflito armado em que as forças políticas no poder silenciaram aqueles que pensavam de forma contrária aos seus interesses, o que degenerou em verdadeiros abusos por parte do Estado, dado que, como resultado das lutas políticas, o Estado enriqueceu toda uma componente normativa e jurisprudencial na área da responsabilidade, Por outras palavras, o sistema colombiano de acordo com a Constituição de 1991, desde a sua entrada em vigor, a situação alterou-se, devido ao facto de a Constituição e as normas de direito fundamental serem normas de aplicação direta que resolvem os casos e, por outro lado, a aplicabilidade e a aplicação da Constituição passaram a ser a regra, onde antes era uma omissão absoluta.

Tauıblën, os mecanismos judiciais para a obtenção do direito à indenização na Colômbia é argumentado na Carta Política, (1991), artigo 90, e tem grande relevância, a aplicação da responsabilidade do Estado, pois é a norma suprema e determina os requisitos, procedimentos e trâmites a que devem ser submetidas as demais normas do sistema, E no que se refere à aplicação dos mecanismos de efeitos constitucionais, não só mostra o quanto a legalidade é manipulável, como também evidencia a necessidade de se estruturar controles mais fortes e democráticos, como os de constitucionalidade e convencionalidade, nos termos da Lei.

No que diz respeito ao dano ilícito consubstanciado no artigo 90.º da Constituição, este tem uma relevância importante no contexto jurídico, dado que concretiza um impedimento diferente da natureza e da finalidade da responsabilidade, que deixa de ser tipicamente punitiva para ser tipicamente reparadora, construindo a responsabilidade do Estado na condição de lhe ser imputável, pelo que o Conselho de Estado tem afirmado que separa a ilicitude do dano.

Por outro lado, refere nos critérios de reparação que esta deve ser integral, devendo todos os danos ser indemnizados na medida em que sejam provados; Dentro dos danos materiais estão os conceitos de lucros cessantes e lucros cessantes, de acordo com as provas que foram recolhidas devem ser compensados, também o tempo efetivo de privação, deve ser creditado para fazer os cálculos do montante específico, por outro lado, os danos imateriais, decorrem dos danos morais, e deve haver uma compensação, quando se está privado da sua liberdade, assim diz a Câmara do Contencioso Administrativo.

Por outro lado, a legislação nacional da Colômbia está consagrada no art. 90º da Constituição de 1991, e refere-se à ilicitude do dano, que é imputável ao Estado, por ação ou omissão dos seus agentes, que será a ilicitude do dano que pode comprometer a responsabilidade patrimonial do Estado, como consequência deste cenário, quem foi injustamente privado da sua liberdade pode processar o Estado.

Em conclusão, é necessário assinalar os avanços jurisprudenciais, que o Conselho de Estado emitiu e cria a premissa fundamental sobre a responsabilidade patrimonial do Estado com base nos termos do artigo 90º da Constituição Política de 1991, adverte que independentemente da atuação do Estado ter sido lícita ou ilícita, basta que o simples dano imputável ao Estado seja ilícito para a vítima para desencadear a pronúncia de responsabilidade patrimonial contra o Estado.

Basta que o dano imputável ao Estado seja ilícito para o lesado para que se possa pronunciar a responsabilidade patrimonial contra o Estado.

Quadro comparativo 1, das semelhanças que existem na Jurisdição Contenciosa Administrativa para solicitar indemnizações por Responsabilidade do Estado entre o México e a Colômbia.

<table>
<tr><td colspan="2">Quadro comparativo das semelhanças existentes na jurisdição contencioso-administrativa para solicitar uma indemnização por responsabilidade do Estado.</td></tr>
<tr><td align="center">México</td><td align="center">Colômbia</td></tr>
<tr><td align="center">Quadro jurídico</td><td align="center">Quadro jurídico</td></tr>
<tr>
<td>

I. Constituição Política dos Estados O n.º 2 do artigo 113.º da Constituição mexicana reconhece o direito dos particulares a uma indemnização justa, se a atividade administrativa irregular dos funcionários públicos do Estado causar danos ao seu património.

II. Direito regulamentar: Ley Federal de

A responsabilidade patrimonial do Estado, artigos 1.º, 2.º, 4.º, 9.º, 11.º e 14.º, indica a atividade administrativa irregular que causa danos aos bens e direitos dos particulares que estes não têm a obrigação legal de suportar.

III. Jurisprudência de Supremo Tribunal de Justiça da Nação.

IV. Ley General de Victima, artigos 1, 3, 4, 10, 12 e 73, fração IV.

</td>
<td>

I. A Constituição Política de 1991, O artigo 90.º reconhece os danos ilícitos imputáveis ao Estado.

II. Direito Regulamentar: Lei Orgânica sobre a Administração da Justiça 270 de 1996, e os seus artigos 65°, 66°, 67°, 68°, 69° e 70°.

III. Codigo de Procedimiento Administrativo y de lo Contencioso Administrativo, (Lei 1437 de 2011, 18 de janeiro), artigos 1, 2, 10 e 414.

IV. Jurisprudência de unificação emitida pelo Conselho de Estado.

</td>
</tr>
</table>

Normas internacionais	Normas internacionais
I. A Convenção Americana da Artigos 10º, 8º e 25º do Código dos Direitos do Homem. II. O Pacto Internacional sobre os Direitos Civis e Políticos Artigos 9.º e 14.º dos Direitos Civis e Políticos. III. A Declaração Universal dos Direitos do Homem Artigos 1.º, 8.º e 9.	I. A Convenção Americana sobre Direitos Humanos Artigos 10º, 7º, 8º, 9º e 25º do Código dos Direitos do Homem. II O Pacto Internacional sobre os Direitos Económicos, Sociais e Culturais Artigos 9.º e 14.º dos Direitos Civis e Políticos. III. Declaração Universal dos Direitos do Homem, artigos 1º, 8º e 9º. IV. A Convenção Europeia dos Direitos do Homem. Artigo 5.
Concorrência	**Concorrência**
I. Aos organismos federais. II. As entidades federais que gera a responsabilidade patrimonial do Estado.	I. É aplicável a legislação colombiana para todo o território, enquanto no México a legislação não se aplica a todo o território.
O procedimento em matéria administrativa perante:	**O procedimento em matéria administrativa perante:**
I. Lei Federal de Responsabilidade O direito de exigir uma indemnização deve ser dirigido, em primeiro lugar, à autoridade a quem é imputado o ato danoso, quando esta recusa a indemnização. II. Tribunal Federal de Justiça Tributária Administrativo, (TFJFA).	I. Juízes administrativos 1ª instance II. Tribunal Administrativo de 2ª instância III. Conselho de Estado

Regime aplicável	Regime aplicável
I. Trata-se de um regime geral, aplicável às entidades públicas federais. II. Regime de responsabilidade direta III. Regime de responsabilidade estrita	I. Regime aplicável aos valores mobiliários de imputação ao mau funcionamento do Estado. II. Regime de falha de serviço, (Dano risco especial e excecional)
Elementos do passivo ativo do Estado	**Elementos das responsabilidades do Estado impedidos de liberdade**
I. Responsabilidade estrita e direta contra o Estado. II. Responsabilidade estrita e direta contra o Estado. III. Não é necessário provar a culpa, a falta ou a negligência. IV. Demonstrar prejuízo ou dano imputável ao organismo público federal. V. Ação ou omissão do Estado. VI. atividade administrativa irregular. VII. Baseia-se na teoria do dano. (o indivíduo tem direito a uma indemnização pelo facto de ter sofrido um prejuízo em bens e direitos, não obstante a obrigação legal de suportar o prejuízo). VIII. Danos causados pela atividade irregularidades administrativas do Estado.	I. Reparação direta. II. A ação ou omissão do Estado consiste em no cumprimento das obrigações da administração. III. Em caso de falha de serviço, provar o nexo de causalidade entre a falha de serviço e o ato ilícito. IV. Teoria subjectiva: Falha no serviço e risco excecional, nesta teoria demonstra-se a falha no serviço, o dano e o nexo de causalidade. Teoria do objetivo V : Não se verificam danos especiais. examina a conduta do agente estatal e o ato ou omissão do Estado deve ser provado. VI Fundamentos para a privação indevida de liberdade liberdade são as seguintes: Porque o ato não o praticou, o associado não o praticou e o comportamento estabeleceu facto punível.

Fonte: informações relevantes para este documento, maio de 2017.

Quadro comparativo 2, das diferenças que existem na Jurisdição Contenciosa Administrativa para solicitar indemnizações por responsabilidade do Estado entre o México e a Colômbia.

Quadro comparativo das diferenças existentes na jurisdição contencioso-administrativa para solicitar uma indemnização por responsabilidade do Estado	
Quadro jurídico, México	**Quadro jurídico, Colômbia**
I. Constituição Política, artigo 113,	I. É reconhecido na Constituição
A segunda fração é aplicável, além disso, quando não existe legislação que regule o direito à indemnização. II. a garantia constitucional da federal. III. Lei Federal de Responsabilidade	de 1991, artigo 90.º, responsabilidade do Estado por danos antijurídicos imputáveis. II. Dispõe de uma lei regulamentar, que é aplicável a todo o território colombiano. III. O procedimento é regulamentado
O património do Estado, em Chiapas, México, localizado no sul do país, não é aplicável. Só é aplicável a entidades públicas federais. IV. Lei Geral das Vítimas, não	O Código do Procedimento Administrativo IV. Dispõem de um ramo administrativo. O Conselho de Estado especializado é o Conselho de Estado que emite os acórdãos. V. A jurisprudência unificada do
No entanto, é necessário um regulamento interno, no Estado de Chiapas, para a sua aplicação. V. Não existe legislação a nível de	O Conselho de Estado constitui um precedente na matéria e tem força de lei. VI. É encontrado um novo critério de dano
autarquia local, que regula o direito a indemnização. VI. A aplicação dos regulamentos de A responsabilidade do Estado é limitada aos Estados que não têm jurisdição.	No entanto, a Constituição Política de 1991 não a reconhece na Constituição Política dos Estados Mexicanos.
Normas internacionais I. Em 10 de junho de 2011, o artigo 1º da Constituição foi alterado para incorporar os direitos humanos reconhecidos nos tratados internacionais.	**Normas internacionais** I. É reconhecido na Constituição de 1991, no artigo 93.º, os tratados e convenções internacionais aplicáveis ao Estado colombiano. II. Desde 1991, a Colômbia tem vindo a adotar normas internacionais, em vez de

43

II. O México reconheceu o carácter normativo internacional, 2011.	México.
Concorrência	**Concorrência**
I. Os organismos públicos do Estado de Chiapas não tem jurisdição ao abrigo da lei adiada.	I. A competência é aplicável a todo o O território colombiano é um país unificado.
I. Existe uma lei federal sobre Responsabilidade Patrimonial do Estado, que não tem um regime aplicável aos Estados.	II. O Estado dispõe de bases para a causas que responderão.
II. O direito regulamentar de A responsabilidade patrimonial do Estado não tem jurisdição em todo o território nacional e nos três níveis de governo: estadual e municipal.	**Procedimento em matéria administrativa :**
Procedimento em matéria administrativa :	I. Tem fases para iniciar o procedimento administrativo
I. Tribunal Federal de Justiça Tributária O único organismo administrativo que pode efetuar o procedimento.	II. 1ª Instância. Abertura do processo, os juízes administrativos são competentes
II. Não existe um procedimento regulamentado para os Estados que compõem o país, como é o caso de Chiapas, no México.	III. 2ª Instância, os tribunais administrativos decidem em primeira instância
Regime aplicável	IV. 3ª instância, Conselho de Estado, tribunal supremo, em jurisdição contencioso-administrativa.
I. Trata-se de um regime geral, aplicável às entidades públicas federais.	V. A Colômbia tem uma jurisdição O tribunal de contencioso administrativo, que é responsável pela resolução de litígios no âmbito da administração pública, enquanto o México não dispõe de um tribunal supremo em matéria administrativa.
II. Não existe A responsabilidade do Estado, em particular.	**Regime aplicável**
III - A título de exemplo, em Chiapas, não existe um regime de responsabilidade do Estado.	I. Dispõem de um regime aplicável aos valores mobiliários. de imputação.
	II. Existem regimes e eles são classificados em: falha de serviço, danos especiais e risco excecional.
	Elementos da responsabilidade do Estado pela privação de liberdade
	I. Existe uma reparação direta para para obter o direito a indemnização, por

Elementos de responsabilidade	responsabilidade do estado.
Activos do Estado	II. Existe legislação aplicável que regula, a Ação e omissão do Estado.
I. A responsabilidade do Estado faz referência ao segundo parágrafo Artigo 113º da Constituição e da Lei	III. Baseia-se em duas teorias para identificar os responsabilidade do Estado.
Responsabilidade federal Bens patrimoniais do Estado que são limitado ao objeto administrativo.	IV. O dano antijurídico é reconhecido. No Constituição. V. Existem compêndios de privações injustas. de liberdade.
II.Os elementos, que são derivados do Lei Federal de Responsabilidade Propriedade do Estado, não se aplica para os Estados.	VI. Na Constituição de 1991, a teoria do falha de serviço principal base para a responsabilidade financeira do Estado.
III. Existe um ato ou omissão do Estado, e não existe legislação que regular. IV. México não tem danos contemplados. ilegal, mas a responsabilidade Activos do Estado.	VII. Colômbia tem títulos de imputação que é adequado para o caso, como é: a teoria subjectiva e a teoria objetiva, enquanto que no México não tem qualquer imputação.

Fonte: informações retiradas do presente documento, maio de 2017.

3.2 ANÁLISE COMPARATIVA DO SISTEMA JURÍDICO COLOMBIANO E DO SISTEMA MEXICANO EM MATÉRIA ADMINISTRATIVA PARA PEDIR A INDEMNIZAÇÃO DE PESSOAS INJUSTAMENTE LIBERTADAS

Por outro lado, vale a pena mencionar que, durante o processo de investigação da estadia, encontrámos, na análise dos mecanismos judiciais existentes na Colômbia e no México, um precedente no contexto da máxima proteção dos direitos humanos.

Aliás, a Constituição Política, (1991), acrescenta o direito à indemnização por privação de liberdade na Colômbia, que se encontra regulado no artigo 90º, desta Carta Política, pelo que o Estado responderá patrimonialmente pelos danos antijurídicos.

Em termos de quadro jurídico, a Colômbia reconhece os danos antijurídicos na Constituição Política e, a este respeito, existe uma lei regulamentar, a Ley Estatuaria de la Administración de Justicia, o Codigo de Procedimiento Administrativo y de lo Contencioso Administrativo e, por último, a jurisprudência unificadora do Consejo de Estado, que tem sido transcendental no seu desenvolvimento e, sobretudo, em benefício das vítimas de privação de liberdade, para solicitar uma indemnização por danos imputáveis ao Estado.

Como já foi referido, para a Colômbia existe uma classificação de regimes aplicáveis aos títulos de imputação, para a privação injusta, a este respeito, na teoria subjectiva, é em primeiro lugar a falha do serviço, o risco excecional e deve demonstrar a falha no serviço, o dano e o nexo de causalidade; e no que diz respeito à teoria objetiva, existe o dano especial no que diz respeito à prova do dano e do nexo de causalidade, em relação a estes títulos, o caso é adaptado de acordo com a natureza em que ocorreu, provando assim ao Estado o dano ilícito, pelo qual deve responder.

Em suma, os mecanismos judiciais na Colômbia para solicitar uma indemnização, através do Contencioso Administrativo, são regulados pela legislação e pela jurisprudência e, no que diz respeito a este último, tem um ramo especial para levar a cabo o procedimento. Vale a pena mencionar que a sua legislação é aplicável a todo o território colombiano, e é um país unificado, com efeito, há uma reparação direta, para solicitar o direito de ser compensado pela responsabilidade do Estado, ou seja, é um dano imputável ao Estado e, portanto, deve responder, neste cenário, o sujeito não tinha o dever de suportar o dano antijurídico.

No que diz respeito ao México, a Constituição Política baseia-se no artigo 113.º, n.º 2, e é interpretada da seguinte forma: quando não existe legislação que regule a responsabilidade patrimonial do Estado, esta será aplicada aos Estados para responderem aos danos causados pelo Estado; é de referir que existe uma lei reguladora, mas esta não é aplicável, apenas se aplica às entidades de competência federal. No que diz respeito ao quadro jurídico mexicano, o dano antijurídico não está contemplado na Constituição Pohtica, embora se refira à responsabilidade patrimonial do Estado, e quando não existe legislação, esta é aplicada de forma supletiva.

Refere-se também que existe uma Lei Geral das Vítimas, embora não exista regulamentação para a aplicar aos Estados, especificamente no caso de Chiapas, tendo em conta esta situação, as vítimas de privação de liberdade estão desprotegidas, uma vez que a forma de solicitar uma indemnização é estreita. No que diz respeito às normas internacionais, o México adoptou convenções e tratados internacionais na reforma constitucional de 11 de junho de 2011, enquanto a Colômbia aprovou convenções e tratados internacionais pela primeira vez em 1995, derivando-os do artigo 93. Perante este cenário, verifica-se que, em matéria de direitos humanos, a Colômbia adoptou as normas internacionais antes do México, uma vez que fez grandes progressos no reconhecimento da proteção dos direitos humanos a nível internacional.

Por outro lado, no México, trata-se de um regime geral aplicável às entidades públicas federais, ou seja, não existe uma classificação do regime aplicável para determinar o dano, e para acomodar o caso, de acordo com a natureza em que este ocorreu, com efeito, face a esta limitação do regime, às vítimas que procuram uma indemnização pelos danos causados, é ainda mais complicado demonstrar a responsabilidade patrimonial do Estado.

Por último, a situação do México, que não dispõe de mecanismos judiciais especializados em matéria de responsabilidade patrimonial do Estado, é o caso da Colômbia, por exemplo, que dispõe de mecanismos judiciais e da classificação dos regimes aplicáveis para solicitar ao Estado uma indemnização pelos danos causados. O México, e em particular Chiapas, é obrigado a adotar medidas de proteção para garantir e reconhecer os direitos das vítimas.

CONCLUSÕES

1. Em conclusão, o México, Chiapas, deve adotar mecanismos judiciais para requerer o direito à indemnização pela reparação do dano, no caso de o Estado não fazer cumprir os direitos humanos dos indivíduos, gera uma responsabilidade perante o Estado, pela atividade administrativa irregular do Estado, Portanto, existe um mecanismo de responsabilidade previsto na lei constitucional e regulamentar 113, como a Lei Federal de Responsabilidade Patrimonial do Estado, que permite reparar violações de direitos humanos, que é de competência federal, portanto, está restrito a questões administrativas e para sua aplicação no Estado de Chiapas.

2. No México, como é o caso do Estado de Chiapas, México, que não dispõe de legislação que reconheça a responsabilidade do Estado por danos, concluo que deve ser criada legislação para garantir o direito do povo de Chiapas, e para aqueles que são vítimas de privação injusta, e deve adotar medidas de máxima proteção dos direitos humanos, desde que reconheça na Constituição de Chiapas a responsabilidade do Estado por danos ilícitos imputáveis ao Estado.

3. É necessário propor uma lei reguladora, de acordo com a Responsabilidade Patrimonial do Estado, que se baseia na Constituição de Chiapas, de aplicação estrita, para que o Estado de Chiapas, como qualquer outro Estado da República, emita a sua própria lei sobre a matéria, ajustando-se às directrizes para reconhecer os direitos das vítimas, e o Estado cumpra as suas obrigações e garanta também medidas de não repetição.

4. Em todo o caso, concordo que a sociedade mexicana apresenta cada vez mais casos de vítimas de privação de liberdade, que procuram obter uma indemnização pelos danos causados pelo Estado. Nesta situação, não existe um regime especializado de responsabilidade do Estado que garanta os direitos das vítimas e, neste sentido, é de vital importância promover a consolidação da responsabilidade patrimonial do Estado em Chiapas, México.

5. Finalmente, a importância que o México teria no desenvolvimento da responsabilidade patrimonial do Estado ao incorporar que os Estados adoptem regulamentos internos para garantir às vítimas os seus direitos humanos, o que também constitui uma contribuição doutrinária legal de importância transcendental para o país.

Colômbia

1. A Colômbia tem um canal especial do Conselho de Estado encarregado da responsabilidade do Estado pela privação injusta da liberdade, que é uma questão específica. Da mesma forma, as linhas jurisprudenciais relacionadas com a responsabilidade do Estado, por privação injusta de liberdade, em relação ao Conselho de Estado, têm-se pronunciado com finalidade constitucional, e, além disso, está a ser impulsionado para garantir as garantias, em razão de que o Tribunal Contencioso e Administrativo, os juízes, os magistrados trabalham em conformidade com a Constituição Política de 1991, igualmente, O Tribunal de Contencioso Administrativo e o Conselho de Estado comprometem-se a garantir os direitos e liberdades de todos os habitantes e a cumprir os fins no território colombiano, e acrescenta que produz anualmente 14.000 sentenças, pelo que este tribunal garante os direitos da Constituição e da Lei, a favor de todos os habitantes do território nacional.

2. Da mesma forma, o país colombiano alude ao facto de que depois da vida é o direito mais importante do povo à própria liberdade, é precisamente para dar uma garantia efectiva aos habitantes do território, com efeito, a existência de um regime com uma base constitucional e uma extensa evolução jurídica, portanto, os direitos consagrados na Constituição e nas leis da república, surge uma questão ^ até que ponto o Estado no âmbito da Constituição e da Lei, pode restringir, limitar efetivamente a liberdade de certas pessoas?

3. O Conselho de Estado, no que respeita à responsabilidade patrimonial do Estado, explica que tem vindo a desenvolver jurisprudência desde antes de ser ditada a Constituição Política de 1991, atualmente em vigor, e em grande medida a norma constitucional atualmente em vigor foi mesmo inspirada por esses desenvolvimentos e construções jurisprudenciais. Desde há muitos anos e décadas, existe a ideia de que o Estado colombiano é e deve ser um Estado responsável, e hoje essa ideia é postulada numa consagração expressa e positiva, nos termos

do artigo 90º da Constituição Política de 1991, que sublinha que o Estado deve responder patrimonialmente pelos danos antijurídicos que lhe possam ser imputados, quando sejam causados pela ação ou omissão dos poderes públicos.

4. O atual modelo constitucional do Estado colombiano não é um Estado irresponsável, não é um Estado que pode causar danos, agredir os habitantes do território colombiano e refugiar-se na impunidade, porque não seria chamado a responder, uma vez que a Constituição política assenta num pressuposto diferente, e o Estado tem de responder pelos danos ilícitos que lhe podem ser imputados, devido às acções e omissões das autoridades do próprio Estado.

5. Aqui é de maior importância, a responsabilidade patrimonial do Estado que se sabe que tem sido objeto de imensos desenvolvimentos doutrinários, académicos e naturalmente jurisprudenciais, o tema central da constituição política emerge com vigor a responsabilidade patrimonial do Estado, nos termos do artigo 90º da Constituição Política de 1991, e situa-se na ilicitude do dano, o que significa que pode advir de acções ou omissões de decisões contrárias ao Direito ou mesmo em certos casos conformes à Constituição e à Lei, porque não é a ilicitude da conduta, não é a ilicitude das decisões do poder público, que compromete a responsabilidade patrimonial do Estado, mas a ilicitude do dano, nessa perspetiva.

6. De acordo com o artigo 90º da Constituição Política de 1991, creio que se pode afirmar que a responsabilidade do Estado se consagra na perspetiva das vítimas, uma vez que tem mais em conta a vítima do que a conduta geradora do dano, pelo que, num determinado momento, o dano que uma pessoa está a sofrer é lícito ou ilícito, pois se é ilícito e é imputável ao Estado, logo este não tem o dever jurídico de o suportar e existe uma responsabilidade perante o Estado.

REFERÊNCIAS BIBLIOGRÁFICAS

Agencia Nacional de Defensa Juridica del Estado (2013). *Privação injusta da liberdade: entre o direito penal e o direito administrativo.* Bogotá: Agencia Nacional de Defensa Juridica del Estado.

Castro Estrada, A. (2017). LA RESPONSABILIDAD PATRIMONIAL DEL ESTADO EN MEXICO. FUNDAMENTO CONSTITUCIONAL Y LEGISLATIVO. *Instituto de Investigaciones Juridicas de la Unam.* Recuperado de https://archivos.juridicas.unam.mx

Catálogo de Qualificação e Apuração de Violações de Direitos Humanos da Comissão Nacional de Direitos Humanos do Distrito Federal. (10 de abril de 2017). *Catalago para la calificacion e investigacion de violacion a Derechos Humanos de la Comision Nacional de Derechos Humanos del Distrito Federal.* Retrieved from http://www.yumpu.com

Celemin, Reyes, L., & Roa, Valencia, J. A. (2004). *Responsabilidad Extracontractual del Estado por Provacion Injusta de la Libertad.* Bogotá: Pontificia Universidad Javeriana.

Código Civil Federal. (03 de 04 de 2016). *Codigo Civil Federal.* Cidade do México: Senado de la Republica mexicana. Recuperado de https://www.juridicas.unam.mx

Comisión Ejecutiva de Atencion a Victimas (Comissão Executiva de Atenção às Vítimas) (09 de janeiro de 2013). México, México. Recuperado de http://www.ceav.gob.mx

Congresso Constituinte (10 de abril de 2017). *Carta Magna*. Recuperado de http://www.diputados.gob.mx

Congresso Constituinte (10 de abril de 2017). *Constituição Política dos Estados Unidos Mexicanos*. Obtido em http://www.diputados.gob.mx

Constituição Política da Colômbia (n.d.). Em F. Gomez Sierra, & Vigesima (Ed.), *Constitucion Politica de Colombia- Anotada* (p. 71). Bogotá, Bogotá: LEYER. Recuperado em 10 de abril de 2017, de wwww.constitucionpoliticadeColombia.co.

Corte Interamericana de Direitos Humanos (10 de abril de 2017). *Comissão Interamericana de Direitos Humanos*. Recuperado de http://www.oas.org

Departamento de Documentação Legislativa-SIID (14 de junho de 2014). *Departamento de Documentação Legislativa-SIID*. Recuperado de https://www.insp.mx

Esparza Martinez, B. (2015). *La reparation del dano (*1 ed.). México: Inacipe. Recuperado de http://www.inacipe.gob.mx

Estatuaria Administracion de Justicia, Ley 270,1996. (n.d.). *http://www.alcaldiabogota.gov.co.*

Flores Ramos, A. (2014). Analisis de la Ley General de Victimas, en cuanto a la reparacion del dano por violaciones a los derechos humanos. *FLACSO MEXICO*. Recuperado de www.Flacso.com

Flores Trujillo, M. H. (2010). *Análise das sentenças da Corte Constitucional Colombiana em relação aos direitos humanos*. Recuperado de ttps://es.slideshare.net

Gomez Sierra, F. (2010). *Constitution Politica de Colombia*. Bogotá: Leyer.

Gonzalez Noriega, O. C. (8 de abril de 2017). *Responsabiliad del Estado en Colombia: Responsabilidad por el hecho de las leyes.*

Guerrero, O. J., & Merchan, C. (2013). PRIVAÇÃO INJUSTA DA LIBERDADE: ENTRE O DIREITO PENAL E O DIREITO ADMINISTRATIVO. *Agencia Nacional de Defensoria Juridica del Estado, 64*. Recuperado de www.defensajuridica.gov.co

Gutierrez, A. (16 de maio de 2017). *Tipos de sentenças proferidas pelo Tribunal Constitucional da Colômbia*. Recuperado de Gutierrez, Abogados: http://gutierrezabogadosinternational.com.co

Hector, D. A. (2006). *Responsabilidad del Estado y de sus funcionarios* (Vol. tercera Edicion). Bogotá, Colômbia: Ibanez.

Judicatura, C. S. (2017). *Rama Judicial Republica Colombia*. Recuperado de http://sistemagestioncalidad.ramajudicial.gov.co

Lei Geral das Vítimas (03 de maio de 2013). *Diario Oficial de la Federación*. México. Recuperado de www.diariooficialdelafederacion.com

Maryse, D. (2010). *La Justicia y la responsabilidad del Estado*. Bogotá: Universidad Santo Tomas.

Meneses Mosquera, P. A. (2000). *EVOLUCION JURISPRUDENCE DEL CONSEJO DE ESTADO EN MATERIA DE SEGURIDAD CIUDADANA*. Bogotá: (Tese). Pontificia Universidad Javeriana, Facultad de Ciencias Juridicas. Recuperado de Evolucion jurisprudencia del Consejo del Estado en materia de seguridad ciudadana: http://www.javeriana.edu.co

Mosri Gutierrez, M. (2015). ANÁLISIS DE LA LEY FEDERAL DE RESPONSABILIDAD PATRIMONIAL DEL ESTADO Y DE LA LEY GENERAL DE VICTIMAS: DESAFIOS Y OPORTUNIDADES DE UN REGIMEN EN CONSTRUCCIÓN. *Cuestiones Constitutionales, (33)*, 133-155.

Nações Unidas (12 de outubro de 1965). Recuperado de http://www.un.org

Nader Orfale, R. F. (19 de outubro de 2010). *EVOLUCIÓN JURIDICA DE LA RESPONSABILIDAD EXTRACONTRACTUAL DEL ESTADO EN COLOMBIA.*

OEA. (10 de abril de 2017). Recuperado de http://www.oas.org

OEA. (10 de abril de 2017). *Alto Comissariado das Nações Unidas para os Direitos Humanos.* Recuperado de http://www.ohchr.org

Perez, M. (28 de julho de 2009). La responsabilidad patrimonial del Estado bajo la lupa de la jurisprudencia del Poder Judicial de la Federacion. 13-38. Recuperado de https://doctrina.vlex.com.mx

pinzon Munoz, C. E. (2016). *La responsabiidad Extracontractual del Estado- Una teoria normativa* (G. I. Carreno, Ed.) Bogotá, Colômbia: Ibanez.

Judiciário Federal. (2016). *Instituto de Investigaciones Juridicas de la Unam,* 4. Recuperado de http:archivos.juridicas.unam.mx

Prato Ramirez, L. J. (2016). *La responsabilidad del Estado por privacion Injusta de la Libertad en Colombia* (Dissertação de mestrado). Universidad Colegio Mayor de nuestra Senora del Rosario. Recuperado de http://www.repository.urosario.edu.co

Revista Jurídica de la Unam (2013). Organização do Poder Judicial. *Instituto de Investigaciones Juridicas de la Unam(2),* 36. Retrieved from http://www.juridicas.unam.mx

Rivera Villegas, A. M. (2003). *RESPONSABILIDAD EXTRACONTRACTUAL DEL ESTADO: ANALISIS DEL DANO FISIOLOGICO O A LA VIDA RELACION* (Tese de licenciatura). Pontificia Universidad Javeriana, Faculdade de Direito e Ciências Jurídicas, Departamento de Direito Público.

Rodriguez R, L. (1997). Estructura del Poder Publico en Colombia. Bogotá: Temis S. A.

Saavedra, Ordonez, O. D. (2015). *Alteração das Condições de Existência nos Membros do Exército Nacional Feridos em Combate ou em Operações Militares.* Bogotá: Universidad Millitar Nueva Granada.

Acórdão, 14408, 14408 (1 de março de 2006).

Suprema Corte de Justicia de la Nación (janeiro de 2013). Recuperado de http://sjf.scjn.gob.mx

Suprema Corte de Justicia de la Nación (Vol. Volume 3). (janeiro de 2013). Cidade do México: Suprema Corte de Justicia de la Nación. Recuperado de www.scjn.gob.mx

Suprema Corte de Justicia de la Nación, Tesis aislada (10 de junho de 2005). *Suprema Corte de Justicia de la Nación, Tesis aislada.* Recuperado de Seminario Judicial de la Federacion y su Gaceta, Libro XVI.

Torres Herrera, R. (2004). LA RESPONSABILIDAD CVIL COMO ANTECEDENTE DE LA RESPONSABILIDAD PATRIMONIAL DIRECTA Y OBJETIVA DEL ESTADO. EXPERIÊNCIA MEXICANA. *Instituto de Investigaciones Juridicas de la UNAM,* 2. Recuperado de www.juridicas.unam.mx

Tribunal Superior de Justiça do Estado de Chiapas (6 de agosto de 1973). *Tribunal Superior de Justicia del Estado de Chiapas.* Recuperado de http://www.poderjudicialchiapas.gob.mx/

[16]O parágrafo anterior foi considerado em conformidade com a Sentença C-225 de 1995, e o Tribunal Constitucional, relator Alejandro Martinez Caballero.

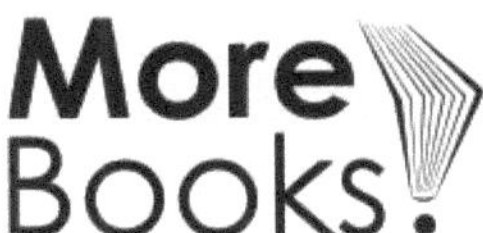

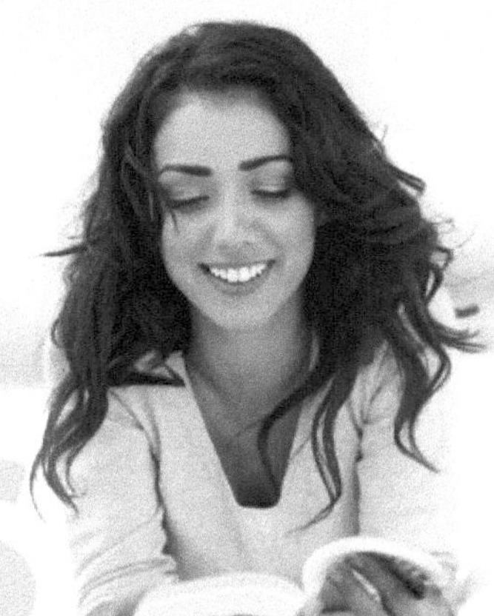

I want morebooks!

Buy your books fast and straightforward online - at one of world's fastest growing online book stores! Environmentally sound due to Print-on-Demand technologies.

Buy your books online at
www.morebooks.shop

Compre os seus livros mais rápido e diretamente na internet, em uma das livrarias on-line com o maior crescimento no mundo! Produção que protege o meio ambiente através das tecnologias de impressão sob demanda.

Compre os seus livros on-line em
www.morebooks.shop

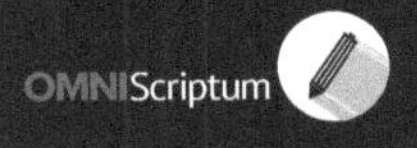